Dalí-Land

Georg A. Weth

Dalí-LAND

Licht der Ewigkeit

Eulen Verlag

Alle Rechte vorbehalten
© 1999 EULEN VERLAG Harald Gläser,
Freiburg i. Br., Hebelstr. 11
© der Werke und Fotos von Salvador Dalí:
Demart pro Arte B.V./VG Bild-Kunst, Bonn 1998
Die Rechte zur Veröffentlichung der übrigen
Fotos in diesem Buch liegen beim Autor
Satz: Franz X. Stückle Druck und Verlag,
Ettenheim
Reproduktion: Digi-Print Hofmann, Gutach
Druck und Einband:
Milano Stampa – New Interlitho Italia
ISBN 3-89102-307-3

INHALT

GÖTTLICHES GENIE

Mit diesem Buch will ich nicht Dalís Lebensgeschichte in Bildern dokumentieren, sondern die Charakteristik einer Landschaft zeigen, die den großen surrealistischen Maler des 20. Jahrhunderts zu dem machte, was er war. Ohne Kataloniens kleinen Landstrich Ampurdán, ohne die Felsen an der nordöstlichen spanischen Küste, die sich um das Cap de Creus erheben, ohne das kristallene Licht von Portlligat, wo sich die kubischen Klötze seines Hauses in den Berg drängen, ohne die Türme und Zypressen, ohne die Heuschrecken und Schnecken, ohne einen Igel und eine Krücke, ohne den geheimnisvollen Wind, den man die Tramontana nennt und der den dort lebenden Menschen eine »Zwiebel in den Kopf« bläst, wäre Salvador Dalí nicht das »göttliche« Genie geworden, zu dem er sich selbst ernannte.

»Das Genie – zunächst: es haben oder nicht haben. Dann ruhen lassen. Auf sein erstes Keimen lauern. Nicht beschleunigen, um zu vermeiden, daß es in Samen schießt. Die Auswüchse nicht zu früh beschneiden. Es in allen Richtungen austreiben lassen, bis sich deutlich ein Weg abzeichnet. Die erste Frucht pflücken. Würzen und heiß servieren. Ein einfaches Rezept, das die Eltern eines Genies auswendig kennen sollten. Aber woher wissen, daß man Vater oder Mutter eines Genies ist? Man muß selber verrückt sein!« [I]

Dalís Eltern haben es nicht verstanden, frühzeitig das Genie in ihrem Sohn zu erkennen.

So mußte er sich selbst »heiß servieren«. Das Feuer dazu holte er aus der roten Erde seiner Heimat. Die kleine Flamme loderte zum grenzenlosen Feuer der Selbstdarstellung. Sie wurde zum Flächenbrand einer geistigen Prostitution, die er »paranoisch kritische Methode« nannte und um deren Auslegung sich bis heute Kritiker und Freunde streiten.

Dalí wurde »göttlich« durch seinen Gott, dessen Sprache er im Ampurdán besser verstand als anderswo. Das Ampurdán wurde zum »Dalí-Land«: eine Wortschöpfung von Reynold Morse, dem großen Kunstsammler und Gründer des Dalí-Museums in St. Petersburg (Florida).

Er hatte recht, denn ohne Dalí hätten wir die Spiritualität des Ampurdán nicht wahrgenommen, und ohne das Ampurdán wäre Salvador nicht »Dalí« geworden.

Georg A. Weth

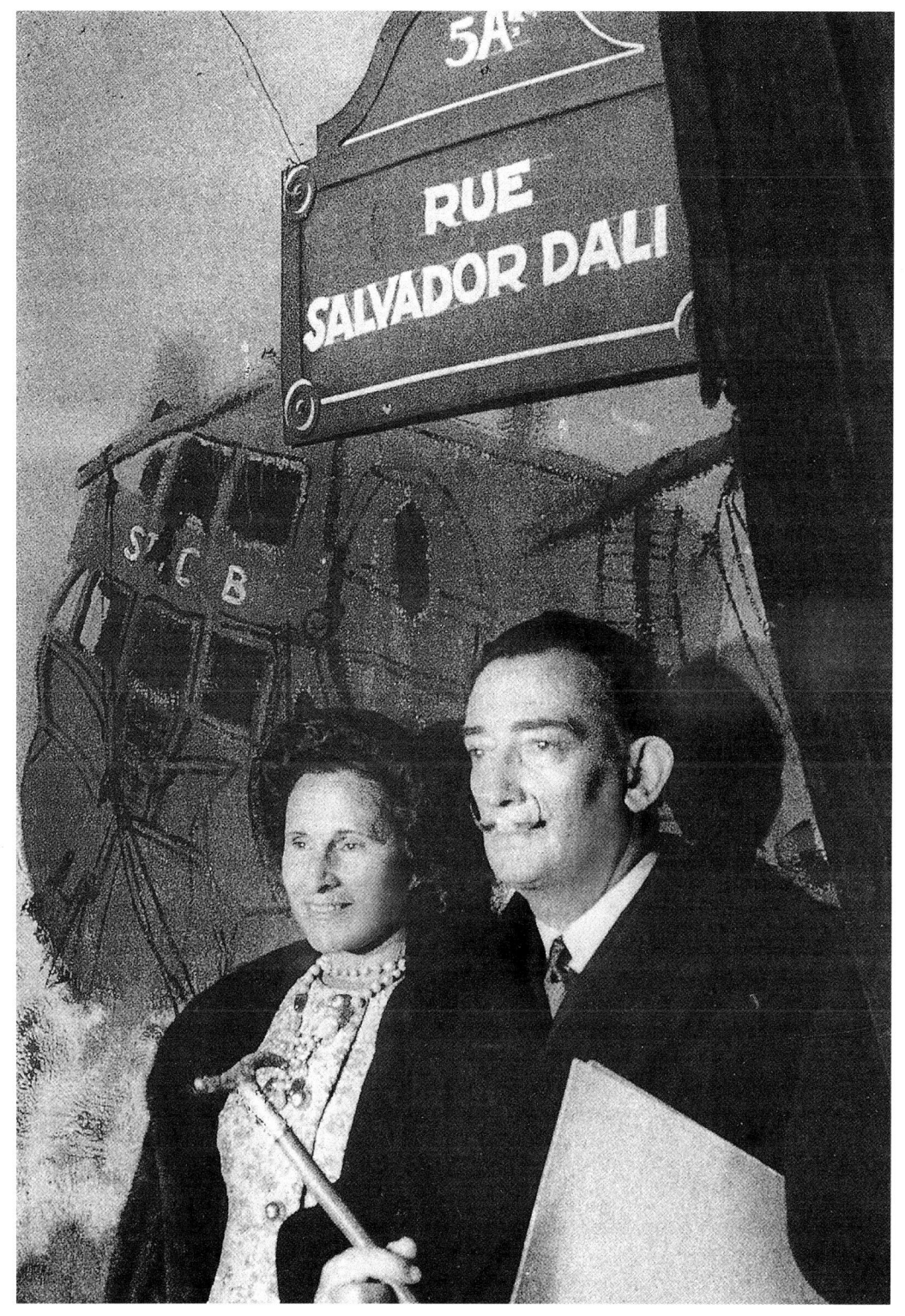

Gala und Dalí vor dem Straßenschild »Rue Salvador Dalí«
anläßlich eines Vortrags an der Ecole Polytechnique 1961.

MAGIE DES UNWÄGBAREN

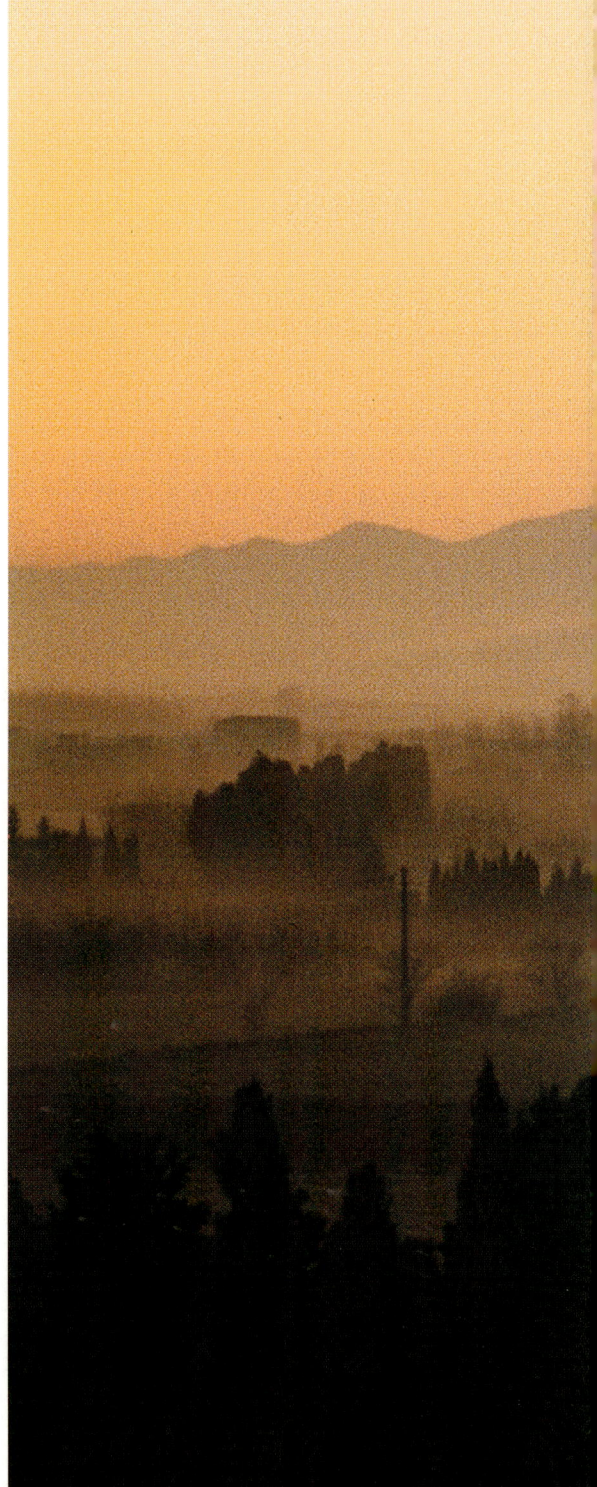

Der erdige Geruch der Zypressenhaine vertreibt den nächtlichen Lavendelduft in die Dämmerung. Es scheint, als würde der Tau aus der roten Erde quellen, als würde die Sonne ihn in Nebelschwaden verwandeln, die der Wind in Phantasiegestalten himmelwärts trägt. An den von Löchern durchbrochenen Felsen schäumt das Meer vor Ungeduld, peitscht sich zu den Formationen hinauf, die im ersten Licht des Tages zu Traumgestalten werden.

In einer Landschaft, in der das »Licht der Ewigkeit« Himmel und Erde vereinigt, beginnt eine Metamorphose. Das Ampurdán erwacht zum Dalí-Land.

»An diesem begnadeten Ort ist der Abstand zwischen dem Wirklichen und dem Erhabenen am kleinsten. Mein mystisches Paradies beginnt in der Ebene von El Ampurdan ... Dieses Land ist meine ewige Inspiration.« [I]

Salvador Dalí, der große surrealistische Maler, lebte – abgesehen von einigen Unterbrechungen – von 1904 bis 1989 in diesem Landstrich im äußersten Nordosten der autonomen Region Katalonien, deren Hauptstadt Barcelona ist. Mit einer Fläche von 31.930 km² und ca. sechs Millionen Einwohnern ist Katalonien eine der siebzehn Regionen, die Spanien bilden.

Katalonien, das abwechselnd von den Karthagern, Römern, Mauren, Franken, Westgoten und Griechen beherrscht wurde, hatte seine Glanzzeit im Mittelalter, in dem es die »Krone von Aragon« genannt wurde. Das Ampurdán hat darin eine lange Geschichte, denn schon im 6. Jahrhundert vor Christi Geburt gründeten die Griechen die Kolonie »Empuriae« (Ampurias), woraus das »Ampurdán« abgeleitet wurde.

»... als würde der Tau aus der roten Erde quellen ...«

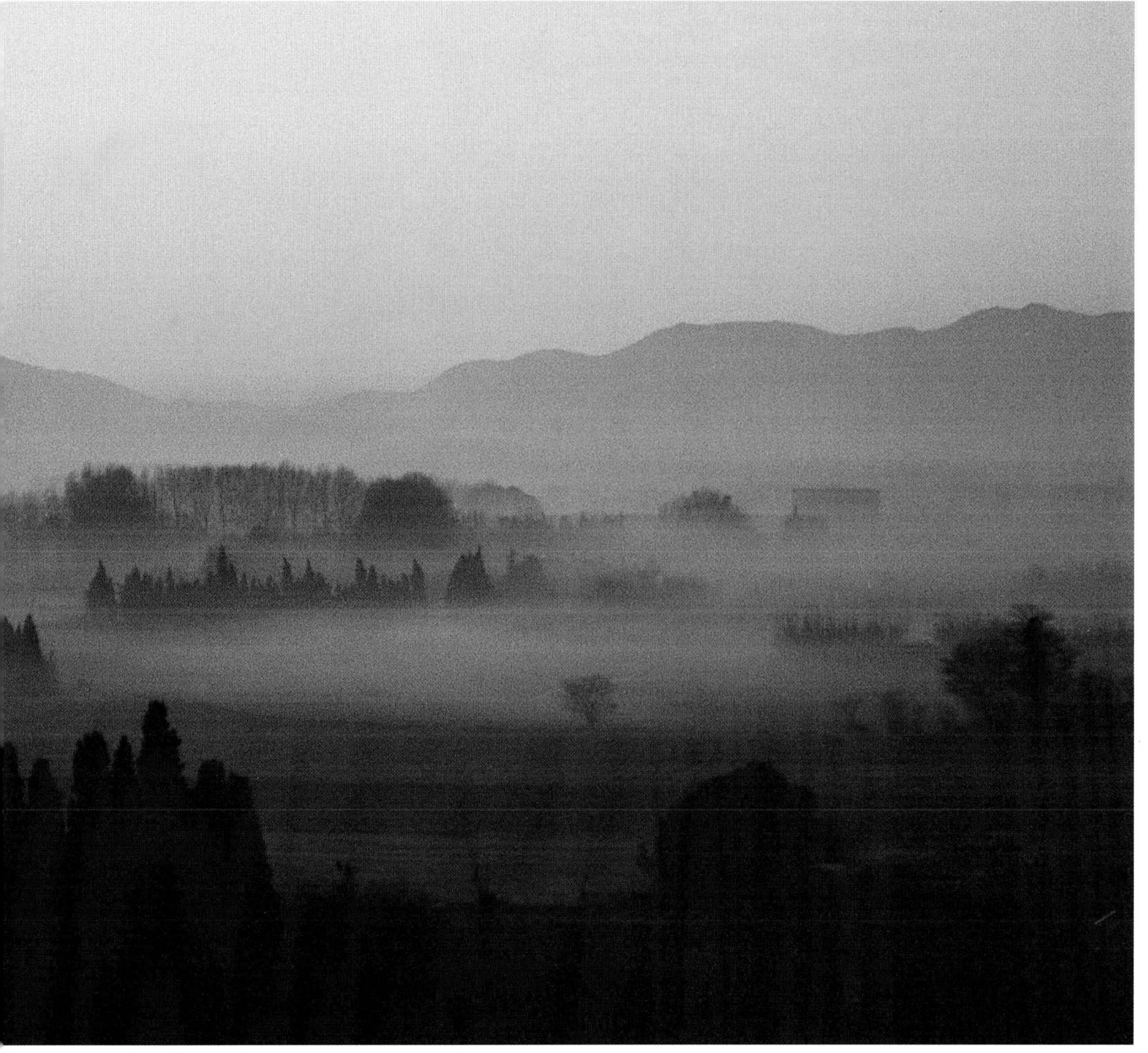

Figueres, die Geburtsstadt Dalís, ist der Mittelpunkt dieses nur schwer beschreibbaren Landes, das der Maler eroberte. Sie liegt an der Spitze eines Dreiecks, dessen Schenkel bis zur Costa Brava reichen – vom weißen Fischerdorf Cadaqués über die stille Bucht Portlligat, in der sich Dalís verschachteltes Haus hügelan in die Olivenhaine gräbt, bis hin zum sturmgeprüften Cap de Creus.

Die Landschaft des Ampurdán wird im Norden von den Pyrenäen beherrscht, die eine natürliche Grenze zu Frankreich bilden. Die Alberesberge sind im Süden dem Mittelmeer vorgelagert. Dazwischen eine fruchtbare Ebene, ein Paradies, in dem alles zu wachsen scheint. Wenn im Sommer die heiße Luft in schillernden Farben über die Felder flimmert, über denen sich Zypressen und Türme gegenseitig zu bewachen scheinen, wenn in den Olivenbäumen die Äste gemeinsam mit dem Zirpen der Grillen stöhnen, wenn ein heulender Wind – Tramontana genannt – von den Gipfeln der Pyrenäen eifersüchtig herabfegt, um den Sommerzauber mit kalter Gänsehaut über das Cap de Creus hinweg in das Meer zu jagen, dann bedarf es eines Künstlers, um diese Traumwirklichkeit, dieses »Verrückt-Sein« in Bildern zu beschreiben.

»Ich bin überzeugt, daß ich das Kap Creus selbst bin – daß ich den lebendigen Kern dieser Landschaft verkörpere. Mein existentieller Zwang besteht darin, daß ich mich ständig mimetisch in das Kap Creus verwandle. Wie dieses bin ich eine von einem Traumdelirium umschienene Kathedrale der Kraft. ... Dieses Kap, das äußerste Ende Kataloniens, ist einer der Orte, wo ein heiliger Geist weht und die Grundwelle aus den Tiefen des Meeres sich mit dem Hauch vereint, der vom Himmel herabkommt und unsere Erde befruchtet. Dort, in dieser Keimzelle des Geheimnisses, wurde meine Paranoia geboren.« [1]

Dalís »Paranoia« ist das Ergebnis einer überschwenglichen Phantasie, der er in seinen Bildern Ausdruck und Deutung verleiht. Es ist das optische Erleben des Ampurdán, das für uns zu einer grandiosen Landschaftssymphonie wird.

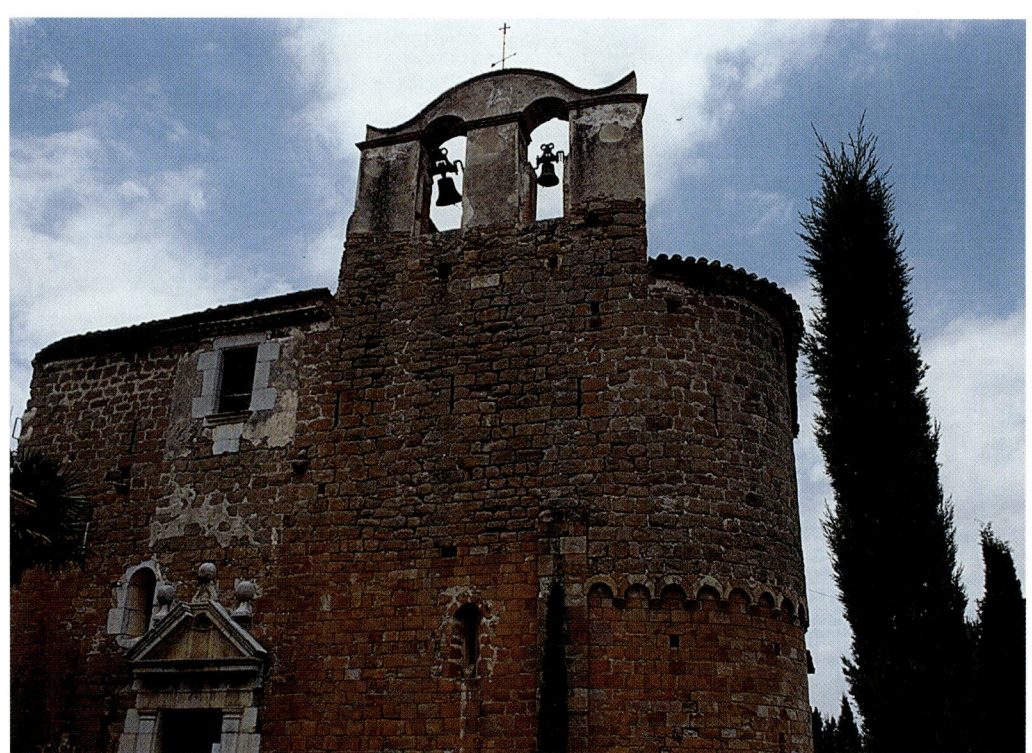

»... schwerfällige Kirchen ducken sich vor einem großen Himmel ...«

Eines seiner Gemälde trägt den Titel *Der Apotheker von Ampurdán, der absolut nichts sucht*, 1936 (Museum Folkwang, Essen). Lassen wir beim Betrachten des Bildes den Apotheker beiseite und begeben uns in die Weite dieser Landschaft, in der sich schwerfällig Kirchen und Klöster vor einem großen Himmel ducken, in der die Felsgesichter die ausgetrocknete Landschaft bewachen, in der knöchern der blattlose Baum dem davorstehenden Mann Zeugnis des Vergehens gibt. Weit im Hintergrund das fruchtbare Tal, beschützt von den Bergen, hinter denen das Meer seine Launen auslebt. In diesem Bild »hört« man das Ampurdán mit seinen tausend Stimmen, in dem eine Stimme Dalí, dem Verkünder des Göttlichen, gehörte. In diesem Land erhob Dalí sich selbst zum Göttlichen.

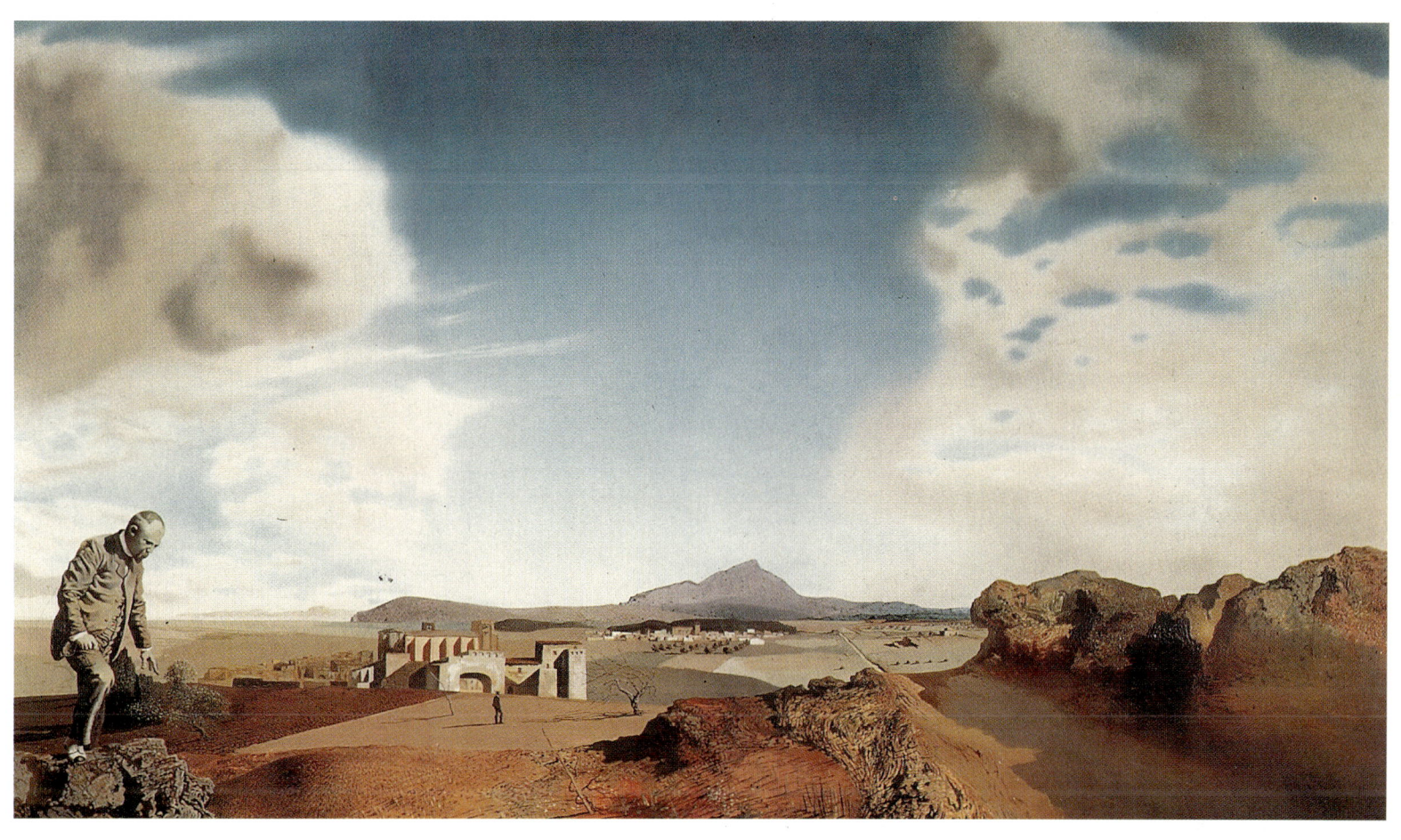

»Der Apotheker von Ampurdán,
der absolut nichts sucht« (1936)

»Es macht meine Kraft aus, daß ich willentlich bin, was ich bin. ... Das ganze wahnsinnige Erbe Kataloniens lebt in mir, jedoch beherrscht, befruchtet, fermentiert durch die genialste Intuition hellsichtigen Lebens, die man je gekannt hat. ... Ich bin der ewig Wiedergeborene, der aus jedem Hinabtauchen in die Abgründe des Unbewußten stärker und lebendiger hervorgeht. Dalí ist die erhabenste Persönlichkeit, die es gibt. Und ich bin Dalí. ... Doch um Dalí zu sein, muß man zuerst Katalane sein, das heißt gerüstet für den Wahn, die Paranoia, und darin ganz natürlich leben wie die alten Fischer von Cadaqués ... Ich existiere in der Gesamtheit meines Seins, und jede Zelle steht für das Ganze.«[I]

Salvador Dalí war stolz wie alle Katalanen. Und er war mehr! Er war ein Mann aus dem Ampurdán, der eine »Zwiebel im Kopf« trug, die seinen Geist anreicherte. Franco, der Staatschef und Generalissimus, hatte Angst vor dem Geist der Katalanen. Er verbot ihre Kultur, ihre Sprache, ihre Musik ... Vor den Bildern Dalís war er machtlos.

Franco erfüllte Dalí fast jeden Wunsch. Auf Anraten des Malers veranlaßte er sogar, daß die Landschaft um Portlligat zum Naturschutzgebiet gemacht wurde. Hier hat Dalí seine Häuserburg gebaut, wie Bienenwaben ineinandergeschachtelt, und jede Zelle bewahrt seine ampurdánischen Erlebnisse: »Ich habe tausende Stunden von meinem Fenster in Port-Lligat aus daran gearbeitet, die Schönheitslinien einer Landschaft nachzuziehen, die von einem Leonardo mit der Hand Gottes hätten gezeichnet sein können. Ich selbst bin diese Hand, das Blut, das Auge, der Same dieser katalonischen Erde.

Ihre Schönheit ist eine Magie des Unwägbaren. Wo sonst findet man das Gefühl einer solchen Trostlosigkeit, so einsame Pfade, so armselige Straßen, eine so karge Vegetation ... Doch dann wieder empfängt man den lebendigen Eindruck von etwas Kostbarem, Unübertrefflichem in den Umrissen der Hügel, in der Linie der Bucht, in der Form der Felsen, in der fein nuancierten Abstufung der zum Meer

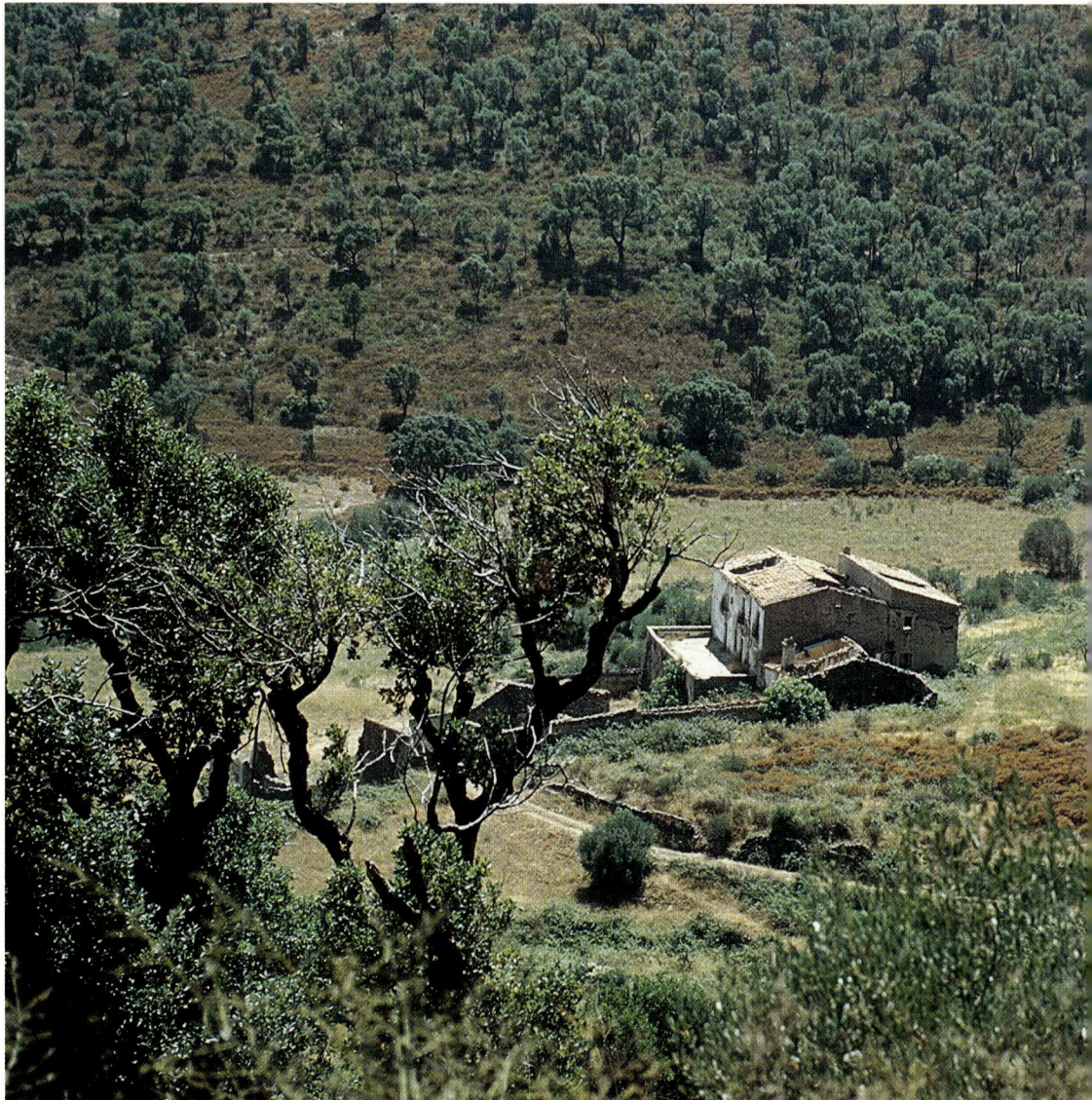

Ampurdánische Landschaft bei Cadaqués

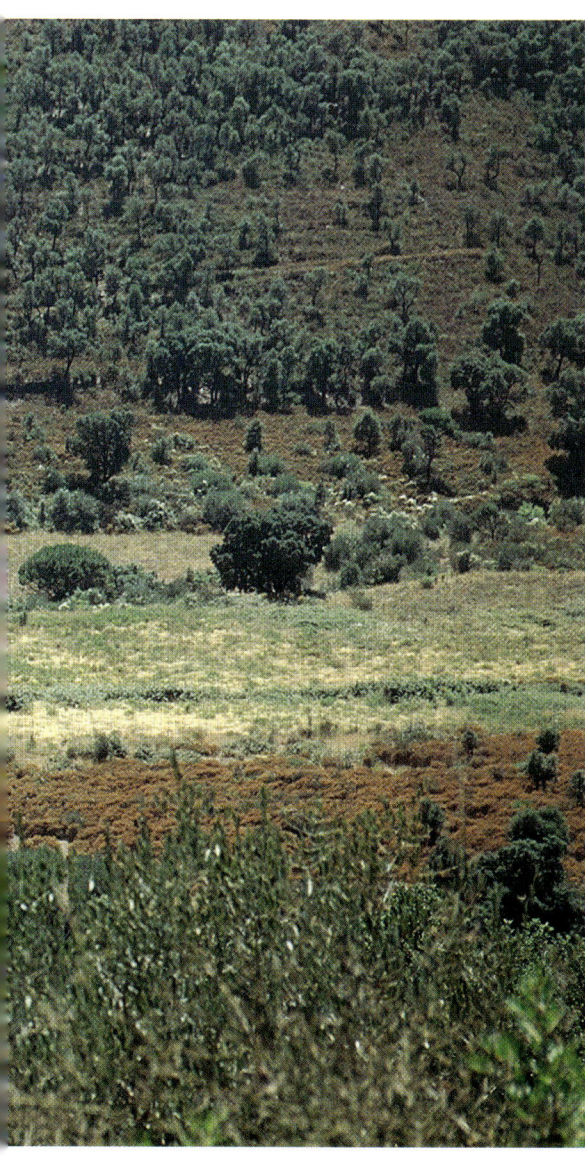

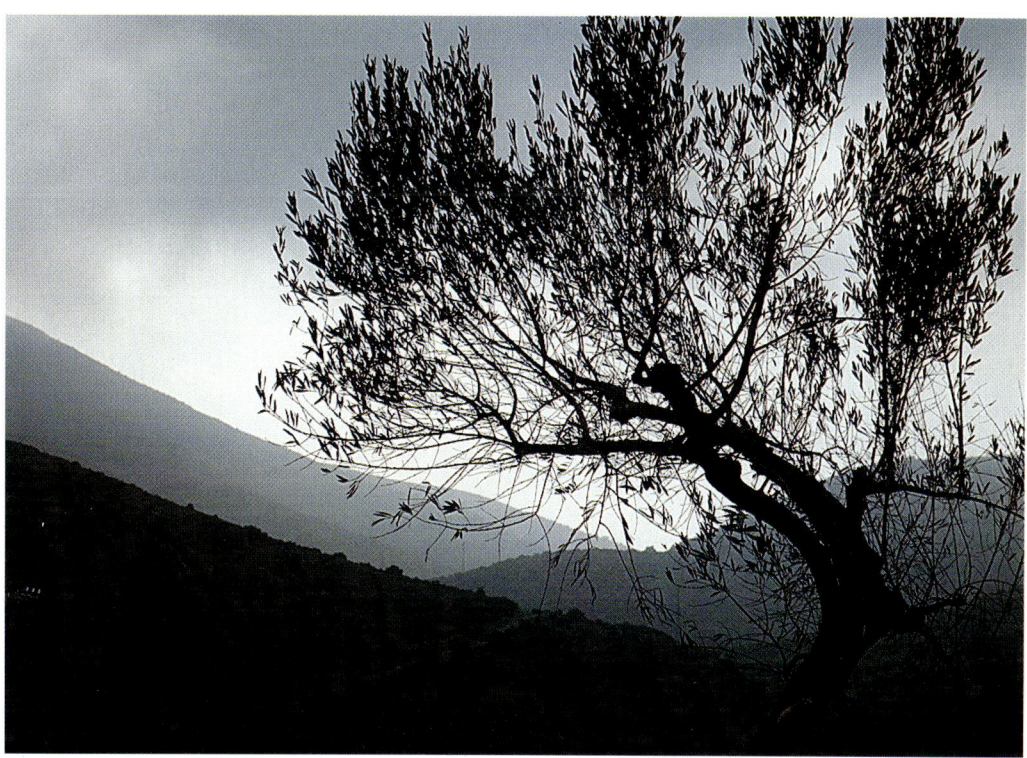

abfallenden Spaliergärten. Einsamkeit, Anmut, Unfruchtbarkeit, Elegie: die Kontraste vermählen sich wie in der Natur des Menschen, und wir leben mitten in dem ewigen Spiel des Wunders. O Vortrefflichkeit der Dinge, von denen sich mein Blick immer nähren wird und die die schönste Landschaft der Welt bilden!« [1]

Um Dalí und sein Werk zu verstehen, muß man das Ampurdán, seine Städte und Dörfer, seine Strände und Buchten, seine Felsen, seine Bäume, seine Menschen kennenlernen.

»... wenn in den Olivenbäumen die Äste gemeinsam mit dem Zirpen der Grillen stöhnen ...«

Laßt alle Glocken läuten...

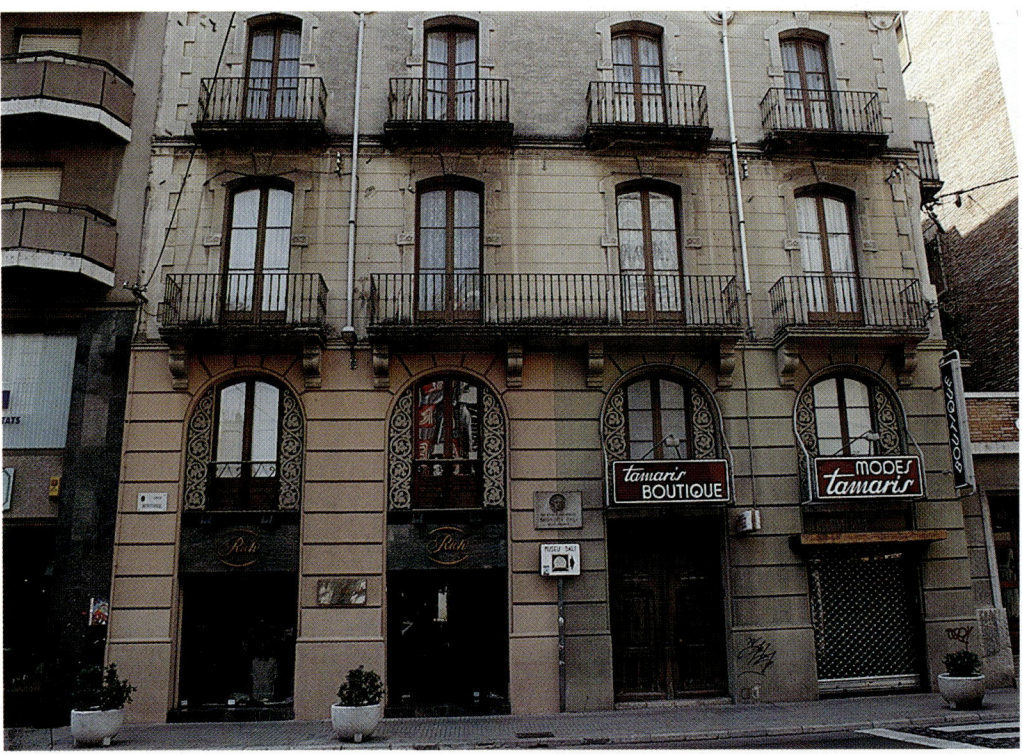

»Eigentlich hat sich nicht viel verändert in Figueres«, meint Jaume, der blau gekleidete Mann vom Sicherheitsdienst, der vor einem Juweliergeschäft wie eine Statue steht. Auf den Ramblas hat die abgasgeschwängerte Luft den hundertjährigen Bäumen nicht geschadet. Wie eh und je werfen sie ihre Schatten auf die Bänke derer, denen sie zum Mittelpunkt ihres Lebens wurden. Menschen hetzen an ihnen vorbei, Autos rasen durch Schlaglöcher, ihre Fahrer überbieten sich mit Hupkonzerten an den Fußgängerüberwegen, wenn es jemand wagen sollte, auf die andere Straßenseite zu gelangen.

Unter der großen Markise des »Café Express« staut sich die Augusthitze. Die Privilegierten sitzen in den klimatisierten Innenräumen und erinnern sich noch gut an den »verrückten« Dalí, der an einem derartigen Tag, in einen Pelzmantel gekleidet, draußen saß und von einem eigenen Museum mit einer riesigen Glaskuppel träumte, vor dem die Menschen Schlange stehen sollten, um seine Werke zu sehen.

Die Gegner von damals, die heute noch leben, wollen sich nicht mehr daran erinnern, daß sie jemals Dalí und seine Pläne belächelt haben.

Wenige Schritte vom »Café Express« entfernt, wurde des Meisters Vision zur Wirklichkeit. Hunderte stehen in der Mittagshitze vor dem Eingang des Teatre-Museu und begehren Einlaß.

»Eigentlich hat sich nicht viel verändert in Figueres«, meint Jaume ... Selbst Narciso Mon-

turiol steht noch auf seinem Denkmal und hat sich nicht in das von ihm erfundene Unterseeboot geflüchtet, um Figueres zu verlassen. Er, ein Sohn Figueres, gab der Straße, in der Dalís Geburtshaus steht, den Namen.

Eine unauffällige Gedenktafel am Haus Calle de Monturiol 6 (früher Hausnummer 20) erinnert daran, daß Salvador Felipe Jacinto Dalí y Domènech hier am 11. Mai 1904 um 8.45 Uhr im ersten Stock das Licht der Welt erblickte.

»Laßt alle Glocken läuten! Laßt den schuftenden, unbekannten Bauern für einen Moment seinen krummen, ankylotischen Rücken aufrichten, der wie der Stamm eines von der Tramontana verbogenen Olivenbaumes auf den Boden gebeugt ist, und laßt seine von tiefen und erdgefüllten Runzeln durchfurchte Wange einen nachdenklichen Augenblick lang in nobler Haltung in der schwieligen Hand ruhen.

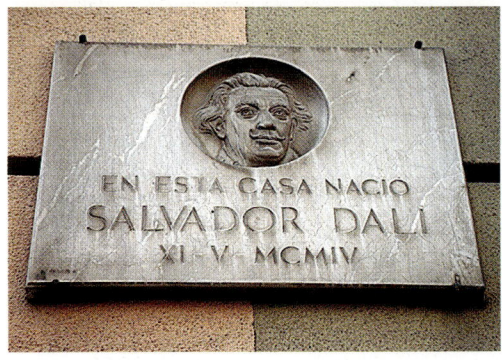

Dalís Geburtshaus
in der Calle de Monturiol (1998)

Gedenktafel
an Dalís Geburtshaus

Seht! Salvador Dalí ist soeben geboren worden! ... An einem Morgen wie diesem müssen die Griechen und die Phönizier in den Buchten von Rosés und Ampurias gelandet sein, um das Bett der Zivilisation zu richten und die sauberen, weißen und theatralischen Laken zu einer Geburt vorzubereiten, mitten auf dieser Ebene des Ampurdán, der konkretesten und objektivsten Landschaft der Welt.« [2]

Die Landschaft des Ampurdán lernte er in früher Jugend weit mehr schätzen als die Stadt Figueres, zu der er ein zwiespältiges Verhältnis hatte – vergleichbar dem zu seinem Elternhaus.

Überhaupt waren Dalí Städte unheimlich. Auch wenn er sich des öfteren für längere Zeit in Paris und New York aufgehalten hat, malte er selten eine Stadtansicht. Als Neunzehnjähriger hielt er in einer Serie von Tusche- und Aquarellbildern das Leben in Figueres fest. Eine futuristisch-dadaistisch angelegte Zeichnung, heute an die Chagall-Manier erinnernd, betitelte er *Die ersten Frühlingstage*, 1923, (Sammlung Gebrüder Estalella, Madrid). Dalí signierte dieses Bild erst 1970. Er meinte dazu, daß es die Szenerie darstelle, die er aus seinem hochgelegenen Fenster im väterlichen Haus von Figueres sehen konnte. »Im Zentrum der oberen Hälfte sähe man das 'Haus der Markgräfinnen', weil dort Damen der höheren Gesellschaft, die 'Marquises' genannt wurden, lebten. Das Flugzeug links oben ebenso wie die Schwalben bekundeten seine Vorliebe für alles, was fliegen konnte. In der Mitte habe er sich selbst mit einer Mappe unter dem Arm dargestellt, weil er damals immer auf dem Heimweg einige Bilder mitschleppte ... Außerdem sähe man die Nonnenschule links und andere Straßenszenen von seinem Fenster aus. Rechts unten erscheine die Pendeluhr, die sein Vater täglich aufzuziehen pflegte, darunter zwei Beamte der väterlichen Notariatskanzlei, die er zutiefst verachtete und ekelhaft fand.« [2]

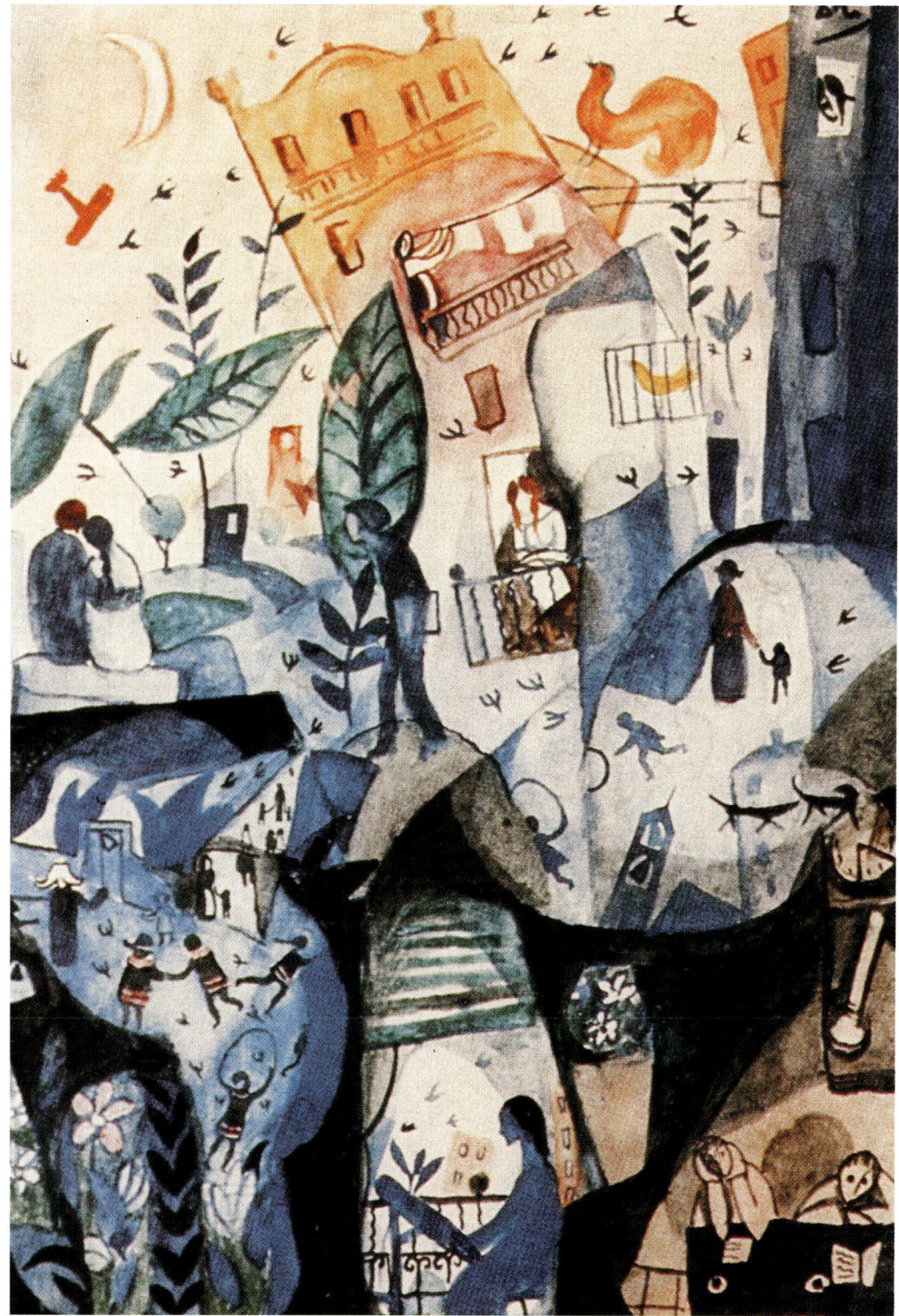

»Die ersten Frühlingstage« (1923)

Mit dem Heimweg meinte er den Weg zurück von der Schule ins Elternhaus, auf dem er des öfteren Skizzen von den Details der Häuser machte: Mosaiksteine, Balkongeländer, Mauern mit abgefallenem Putz, Jugendstilornamente, die in späteren Bildern Verwendung fanden.

Eine der drei Schulen, die er besuchte, war in fünf Minuten zu erreichen. »Les Fosos« genannt, die Anstalt der »Harmonos de la Doctrina Cristiana«.

Was aber hatte das Kind Salvador bis dahin alles erlebt? Die Eltern, der Vater Salvador Dalí y Cusi und seine Frau Felipa Domènech, trauerten immer noch um ihren ersten Sohn, der ebenfalls Salvador hieß, als neun Monate nach dessen Tod ein zweiter Sohn auf die Welt kam, dem sie wieder den Namen Salvador gaben. Der Nachgeborene wurde verglichen mit seinem Vorgänger, den die Eltern weit mehr zu lieben schienen als ihn. So lernte Dalí, sich früh zu behaupten.

»Zutiefst fühlte ich seine beharrliche Gegenwart, für mich zugleich Trauma – eine Art Liebesdiebstahl – und krankhafte Sucht, ihn zu übertreffen. Alle meine Bemühungen richteten sich fortan darauf, mein Recht auf das Leben zurückzuerobern und zunächst die Aufmerksamkeit und das ständige Interesse meiner Verwandten durch eine Art unaufhörliche Aggression zu erregen ...« [1]

Der erste Salvador war artig, also mußte er unartig sein. Der erste Salvador bereitete seinen Eltern keinen Kummer, also mußte er ihnen Sorge machen. Er spielte Wutanfälle und Krankheitsbilder. Bis zu seinem achten Lebensjahr war er Bettnässer, und seine Fäkalien verteilte er im Haus. Der Vater erzog ihn handfest, die Mutter las ihm jeden Wunsch von den Augen ab: »Was möchtest du, mein Liebling?«

Ausstaffiert mit einem neuen goldbestickten Matrosenanzug, kam er in die staatliche Schule. Sein freidenkender Vater wollte es so, obwohl es seine religöse Mutter lieber gesehen hätte, wenn Salvador in eine christliche Schule eingeschult worden wäre.

Der Vater glaubte, daß sein Sohn die Reife habe, bereits im Alter von vier Jahren die erste Klasse zu besuchen. Aber statt zu lernen, träumte er in den Tag, ließ sich durch die Wasserflecken an der Decke zu den schönsten Figuren und Geschichten inspirieren.

Er fühlte sich in der Volksschule erhaben über seine Mitschüler, allein schon wegen der Kleidung, die ihn von den anderen unterschied. Stundenlang stand er vor dem Spiegel und bewunderte sich selbst. So hätte sein toter Bruder nie aussehen können ...

Mit zehn Jahren schickte ihn sein Vater in die christliche Schule »Les Fosos«. Auch hier lebte er in seiner Phantasiewelt. Um die Lehrer zu ärgern, die nur wollten, daß er »für sie« lernte, »machte ich tausend Kleckse und formte aufreizende unregelmäßige Buchstaben. Ich tat es absichtlich, denn ich hätte es mit Leichtigkeit richtig machen können.« [1] Er sah aus dem Fenster zu den Zypressen hinüber, beobachtete an ihnen das Farbenspiel zu den verschiedenen Tageszeiten, bis die Bäume sich im Dunkeln in ein Nichts auflösten.

Der intelligente Dalí spielte einen der dümmsten Schüler, doch immer wenn es darauf ankam, zeigte er, was in ihm steckte. Zur Vorbereitung auf das Abitur konnte er dann auch »Les Fosos« verlassen und besuchte schließlich eine dritte Schule in Figueres, die der maristischen Mönche.

Schon zu dieser Zeit stand das Malen immer im Vordergrund des jungen Dalí. Seine Eltern gaben ihm in den oberen Stockwerken des neuen Hauses, in dem sich die Familie unweit des alten einrichtete, das sogenannte Waschzimmer, das zu seinem »Atelier« wurde.

Nach einem Aufenthalt in der »Muli de la Torre« entschloß sich sein Vater, ihm sogar Malunterricht bei Professor Joan Nunez von der Escuela Municipal de Garbado in Figueres erteilen zu lassen, der Salvadors Anlagen eine solide Grundlage gab.

Seine Malerei kam indessen in die »Steinphase«, wie seine Eltern sie tauften. »Ich benutzte tatsächlich Steine zum Malen. Wenn ich eine sehr helle Wolke oder einen starken

Glanz erreichen wollte, legte ich einen kleinen Stein auf die Leinwand, den ich dann mit Farbe überzog ... In der Stadt Figueras waren meine malerischen Forschungen eine Quelle andauernder Belustigung. Überall hieß es, 'Dalís Sohn setzt jetzt Steine in seine Bilder!' Trotzdem wurde ich auf der Höhe meiner Steinphase darum gebeten, einige meiner Gemälde für eine Ausstellung ... auszuleihen ...« [3]

Im Stadttheater von Figueres, seinem späteren Teatre-Museo, durfte er 1918 erstmals einige seiner Bilder ausstellen.

Dalí hatte seit einiger Zeit auch eine »Geliebte«, die mächtig stolz auf seinen Ruhm war. »Sie mußte immer allein bleiben, wie ich, und wenn ich es wollte, durfte sie mich sehen – mich, den einzigen, der Intelligenz besaß, der alles anders als die anderen verstand und den nun sogar die Zeitungen mit Ruhmeswolken umgaben ... Der Tempel der Madrider Kunstakademie zeichnete sich schon mit all seinen Treppen, Säulen und Giebeln des Ruhms vor mir ab. Ich sagte zu meiner Geliebten: 'Nutze es aus, solang du kannst; du hast noch ein Jahr.'« [3]

Dalí war 16 Jahre alt, als seine Mutter am 6. Februar 1921 an Krebs starb. Sie war diejenige, die stets Verständnis für ihn hatte, die ihn wohl am besten verstand. Seine vier Jahre jüngere Schwester, Ana Maria, rückte nun – gerade dreizehn Jahre alt – an ihre Stelle. Mehr noch, man nimmt an, daß dieses Verhältnis zum Inzest führte, was sich auch aus einem Gedicht ableiten läßt, das Dalí schrieb:

»Das Bild meiner Schwester
mit einem Anus, rot
und voller Scheiße
Das Bild meiner Schwester
mit dem offenen Geschlecht ...«

Langsam versuchte Dalí, sich von Figueres zu lösen. Im Sterbejahr seiner Mutter verließ er zum ersten Mal Katalonien. Mit dem Vater und seiner Schwester fuhr er nach Madrid, um die Aufnahmeprüfung für die Kunstakademie zu machen.

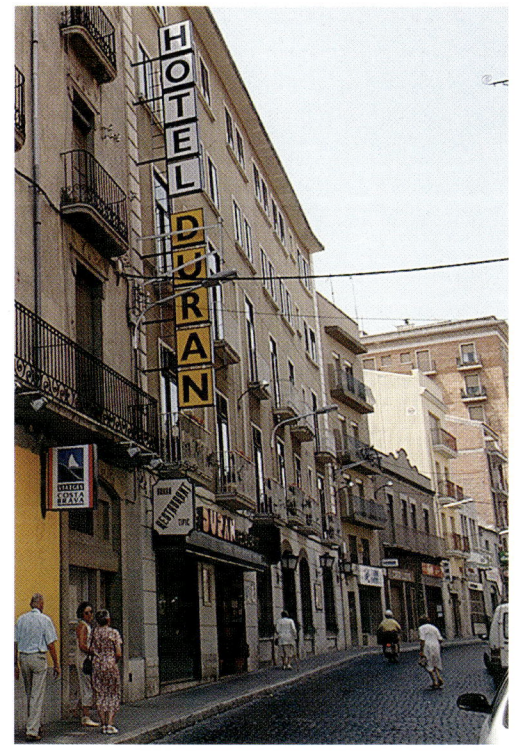

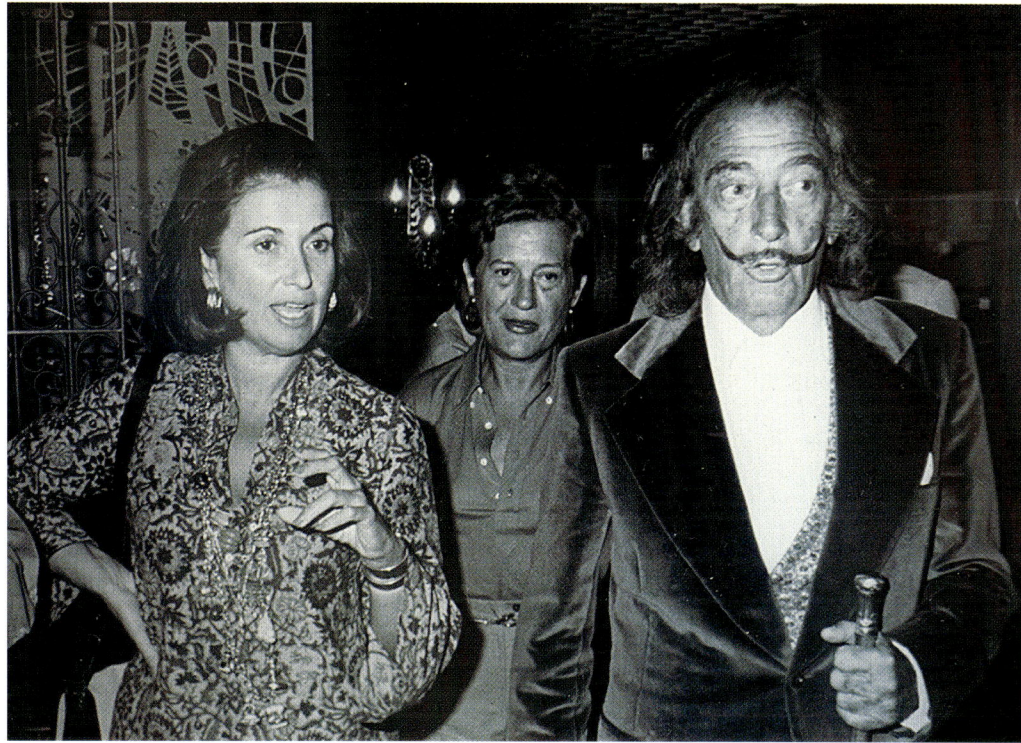

Figueres spielte in Dalís Leben vorerst keine große Rolle mehr. Wenn Dalí in die Stadt kam, besuchte er, wie sein Vater, das »Café Express« auf den Ramblas, ging vielleicht in den »Sport Figuerence«, besuchte das Restaurant »Duran« oder das »Casino«. Für seine Kunst, seine extravagante Kleidung, sein Benehmen hatten die Bürger kein Verständnis.

Auch 1948, nach seinem kriegsbedingten achtjährigen Aufenthalt in Amerika, hatte sich in dieser Beziehung nicht viel geändert. Eigentlich ist er für die Stadt Figueres, für das Ampurdán, für Katalonien, ja für ganz Spanien »eine Schande«, urteilten viele brave Bürger der Stadt. Dazu kam, daß die »Russin«, wie seine Frau Gala abwertend genannt wurde, sowieso nichts für Figueres übrig hatte. Die Menschen aus dem Ampurdán haben sich genau gemerkt, was Dalí 1931 schrieb: »Ich glaube nicht, daß es irgendwo auf der Welt ... so etwas Abscheuliches gibt wie das, was man gemeinhin als ... katalanische Intellektuelle bezeichnet. Sie sind ein großer Haufen Dreck ...«

Die Leser dieser Zeilen wußten aber nicht, daß Dalí hier öffentlich den Machtkampf zwischen Vater und Sohn austrug, denn seitdem sich Dalí 1929 für ein Leben mit Gala entschieden hatte, wollte sein Vater nichts mehr von ihm wissen. Wenn er die Menschen im Ampurdán beleidige, so sagte sich Dalí, »trifft dies in erster Linie meinen Vater.«

Erst als Dalís Ruhm unübersehbar in der Welt wuchs, als man in Figueres sah, daß er mit seinem Teatre-Museu auch für das Ansehen der Stadt etwas tun wollte, bemühten sie sich, Dalí zu akzeptieren. Verstanden haben sie ihn nicht. Heute stellt das Teatre-Museu wohl die Haupteinnahmequelle dar und macht Figueres als Museumsstadt fast so berühmt wie Madrid, Paris oder New York. »Eigentlich hat sich nicht viel verändert in Figueres ...« Oder doch?

Nachdem Salvador mit sechs Jahren Köchin werden wollte, mit sieben Napoleon und dann mit wachsendem Ehrgeiz beschlossen hatte, Dalí zu werden, hat sich diese Kleinstadt gewandelt.

Restaurant »Duran«
in der Carrer Lasauca 5 (1998)

Dalí mit Begleitung im »Duran«

KRÜCKE UND IGEL

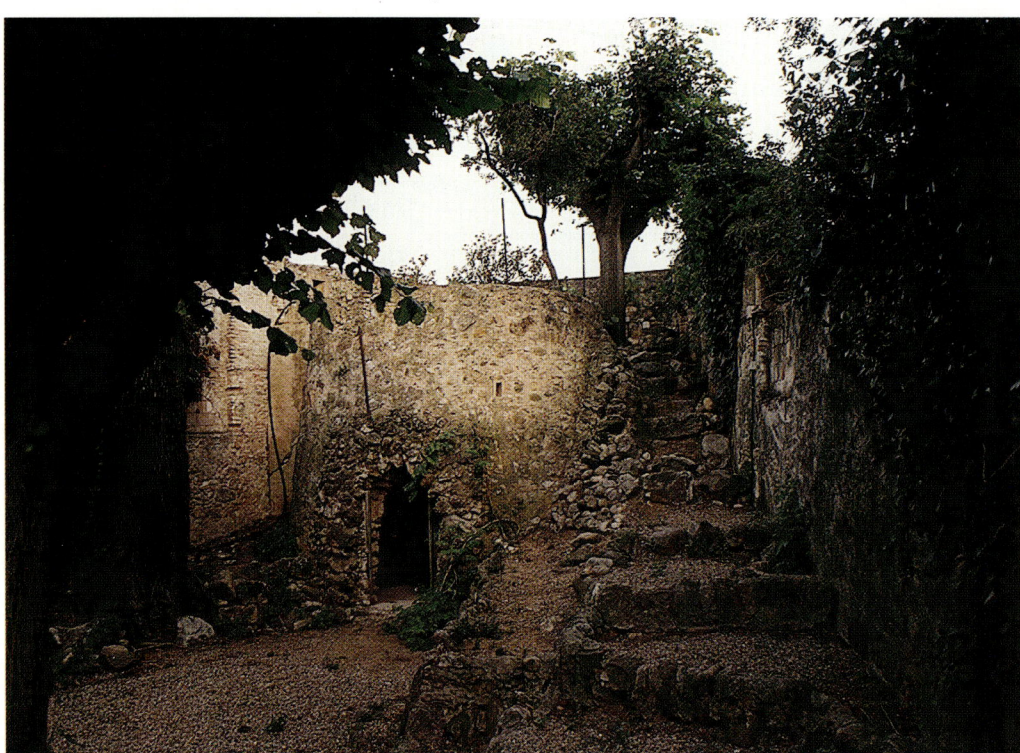

»... wie schön hingegen noch einige
Überreste der alten Muli ...«

Das Hauptgebäude der alten »Muli de la
Torre« außerhalb von Figueres wurde zu
Tode renoviert. Hinter der orangengelben
Außenfassade drängen sich dem Besucher Säle
auf, die die Geschichte der Mühle unter ihren
weiß gestrichenen Wänden ersticken.

Wie schön hingegen noch einige Überreste
der alten Muli – die mit ihrem verwitterten
Gestein dem an Erfahrungen reichen, weisen
Antlitz eines alten Menschen gleichen. Hier
erlebte Dalí als elf- oder zwölfjähriger Junge
das Sterben und Werden, hier entdeckte und
eroberte er eine neue Welt.

Die wenigsten Besucher, die das »Musée
d'art neuf« besichtigen, das sich in den grell
erleuchteten Räumen befindet, ahnen, daß Dalí
in dieser Mühle entscheidende Impulse für
seine künstlerische Entwicklung bekam. Er
entdeckte die Krücke als Symbol vieler seiner
Bildgeschichten, er sah den Tod, die Verwesung und das daraus entstehende neue Leben,
er stürzte sich in seine ersten erotischen Aben-
teuer, er fand seine Persönlichkeit im Malen.

Nach einer »gespielten« oder »echten«
Krankheit des jungen Dalí wurde er von der
Familie Pitchot zur Erholung in die »Muli de la
Torre« eingeladen, die ihnen gehörte. Diese
Künstlerfamilie – Ramón war ein bedeutender
Maler – übte einen großen Einfluß auf die
Eltern und später auch auf Salvador Dalí aus.
Antonio Pitxot (heutige Schreibweise), selbst
Maler, war wohl einer der wichtigsten Freunde
Dalís. Inzwischen ist er auf Lebzeiten Präsident
der »Fundacio Gala – Salvador Dalí«.

Dalí beeindruckte diese Mühle, vor allem
der Turm. Er betrachtete ihn als magischen
Ort, wo die meisten Träumereien seines späteren Lebens stattgefunden haben. »Beim Erreichen der Turmspitze schwelgte mein Blick im
ziellosen Schweifen über die Gipfel der Berge,
deren gestaffelte Ebenen selbst zu dieser
späten Stunde noch mit den goldenen und
scharlachroten Linien des letzten Tagesschim-
mers eingefaßt waren, welcher vermöge der
klaren Luft jene frühnächtliche Landschaft
präzise und stereoskopisch machte.« [3]

Das Frühstückszimmer war vollgehängt mit
Originalgemälden von Ramón Pitchot. »Diese
Frühstücke bedeuteten für mich die
Entdeckung des französischen Impressionis-
mus, der Schule, die tatsächlich in meinem
Leben den größten Eindruck auf mich gemacht hat, weil ich in ihr zum ersten Mal mit
einer antiakademischen und revolutionären
ästhetischen Theorie Bekanntschaft machte.« [3]

Pitchot kannte die Vorliebe des jungen Dalí,
Bilder zu malen, und stellte ihm einen Raum,
Farbe, Pinsel und Malgrund zur Verfügung.

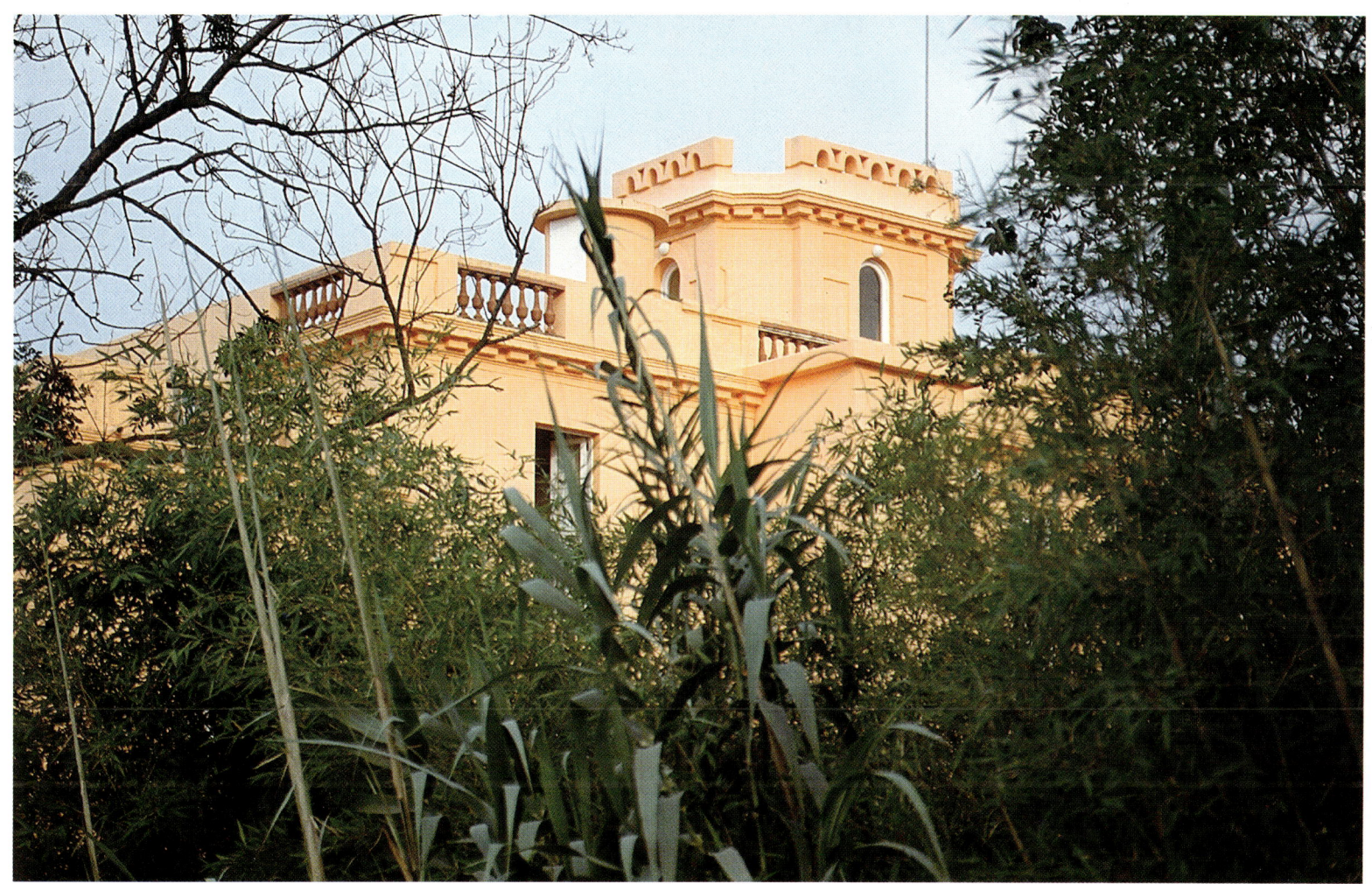

»Muli de la Torre« (1998)

Dalí malte so viele Bilder, daß bald keine Leinwand und kein Karton mehr vorhanden waren. (Die frühesten erhaltenen Arbeiten, z.B. *Landschaft* [*Paysage*] von 1915, *Landschaft mit Tieren* [*Paysage aux animaux*], ebenfalls von 1915, befinden sich in Privatbesitz.) Kurz entschlossen, nahm er eine sich im Raum befindende wurmstichige Holztüre und bemalte sie mit Kirschen, indem er Farben aus Tuben mit verschiedenen Rottönen auf das Holz drückte. Somit entstand ein durchaus plastischer Eindruck. Als Kirschenstiele verwendete er echte Stengel, die er aufklebte. Und dann bemerkte er, wie die trocknende Farbe langsam die Holzwurmlöcher wieder freigab:

»Die in das Holz gefressenen Löcher sahen nun so aus, als gehörten sie zu den gemalten Bildern der Kirschen. Die Kirschen, die echten, die ich als Vorlage verwendet hatte, waren auch mit Wurmlöchern durchsetzt! Das brachte mich auf eine Idee, die mir noch heute unglaublich raffiniert vorkommt: Mit grenzenloser Geduld gewappnet, machte ich mich ... daran, die Würmer sorgfältig aus der Tür herauszuoperieren – das heißt, die Würmer der gemalten Kirschen – und sie in die Löcher der richtigen Kirschen zu setzen und umgekehrt.

Ich hatte bereits vier oder fünf dieser bizarren, verrückten Umwandlungen vorgenommen, als ich durch die Anwesenheit Senor Pitchots überrascht wurde, der ... schweigend beobachtet haben mußte, was ich tat. ... Diesmal lachte er nicht wie sonst über meine Geschichten; nach einer, wie es schien, angespannten Überlegung, murmelte er, erinnere ich mich, schließlich zwischen den Zähnen vor sich hin: 'Das zeigt Genie' und ging fort.« 3

Dem Hausherrn gefiel die Idee so gut, daß er sogar Salvadors Vater empfahl, ihm einen Zeichenlehrer zu besorgen. Dalí entgegnete darauf: »Nein! Ich will keinen Zeichenlehrer, denn ich bin ein 'impressionistischer' Maler.« 3

Eines Tages stand das traditionelle Lindenblütenpflücken bevor, an dem Salvador teilnehmen wollte. Man ging auf den Turmspeicher, um die Leitern zu holen. Dort entdeckte er zum ersten Mal in seinem Leben eine alte Krücke und er wußte sofort, daß er sie zukünftig des öfteren als Motiv in seinen Bildern verwenden werde. Sie erschien ihm als Objekt »höchster Autorität und Würde«. Er nahm sie und humpelte mit ihr in den Garten. Salvador sah eine Bäuerin mit schönen großen Brüsten, die von ihrer etwa zwölfjährigen Tochter begleitet wurde. Dieses Mädchen schien ihm zu gefallen. Er benutzte die Krücke als Mittel zum Zweck und berührte sie am Rücken. Weitere Annäherungsversuche blieben vorerst erfolglos.

So ging er in den Hühnerstall, wo er sich in einem Verschlag Kleintiere für zeichnerische Bewegungsstudien hielt – unter ihnen einen Igel. Er fand ihn jedoch tot vor: »Die dicke Haut seines stachelbedeckten Rückens wimmelte von einer unaufhörlichen hin- und herkriechenden beweglichen Masse sich windender Würmer. In der Nähe des Kopfes war das Gekrabbel so dicht, daß man glauben konnte, ein echter Vulkan der Verwesung werde jeden Moment durch diese Haut bersten, die vom Grauen des Todes und dem bevorstehenden Ausbruch letzter Schmach zerstört war.« 3

Der faulende Ball faszinierte ihn. Er wollte ihn berühren, und holte dafür seine Krücke:

»Ich bewegte diesen Alptraum-Stachel-Haufen mit solch einer erschreckenden Inbrunst und morbiden Lüsternheit, daß ich einen Moment lang dachte, ich würde ohnmächtig.« 3

Nachdem er seine Neugierde befriedigt hatte, wimmelte die Krücke von Würmern und klebte vom stinkenden Fleisch. Er reinigte sie im Mühlenbach, ging erneut zu der vollbusigen Lindenblütenpflückerin und wieder galoppierten seine Wunschvorstellungen. Mit Hilfe der Krücke wollte er die »sinnlichen Ballons jener sonnengewärmten Brüste« 3 stützen. Schließlich assoziierte er seinen Tagtraum mit Melonen, die von der Decke in der Muli hingen: »Der Krücke verlieh ich Gebärden zunehmender Roheit, die so berechnet waren, daß sie sich auf dem wirksamsten und tiefstverankerten Weg in das Melonenfleisch grub, um die Höchstmenge an Lebenskraft und Saft aus der Tiefe ihres Inneren hervorplatzen zu lassen.« 3

Von da an ist die Krücke aus vielen seiner Bilder, u. a. *Die brennende Giraffe*, 1936, (Kunstsammlung Basel, Emanuel Hoffmann-Stiftung), *Weiches Selbstbildnis mit gebratenem Speck*, 1941, (Teatre-Museu), *Das Rätsel Wilhelm Tell*, 1933, (Moderna Museet, Stockholm) nicht mehr wegzudenken. »Ich machte die 'ergreifende' Krücke, die Stütze des ersten Verbrechens meiner Kindheit, zum allmächtigen, exklusiven Symbol der Nachkriegszeit und erfand Krücken zur Unterstützung der bösartigen Entwicklung gewisser Gehirntumore, Krücken zum Stabilisieren verzückter Haltungen von erlesener Eleganz, Krücken, welche der flüchtigen Pose eines tänzerischen Sprungs dauerhafte Struktur verliehen ... Krücken, Krücken über Krücken ... Mein Krückensymbol paßte so vollkommen zu den unbewußten Mythen unserer Epoche und paßt noch immer zu ihnen, daß wir seiner nicht müde geworden sind, ganz im Gegenteil, dieser Fetisch findet zunehmend jedermanns Gefallen.« 3

Seitdem spielt auch Tod und Verwesung in seinen Bildern eine dominierende Rolle. *Der Eselskadaver*, 1928, (Sammlung André-Francois Petit, Paris), *Der Todesreiter*, 1935, (Sammlung

André-Francois Petit Paris) oder *Das Gespenst des Sex-Appeals*, 1934, (Teatre-Museu) sind Beispiele dafür. Eine kopflose, von Verfall und Verwesung gekennzeichnete Menschengestalt, gestützt auf Krücken, hineingestellt in die Felslandschaft von Cap de Creus. Salvador, in einen Matrosenanzug gekleidet, sieht verständnislos und neugierig zugleich dem Phänomen zu, ... so wie damals in der »Muli de la Torre«.

Kindheitserinnerungen kamen wieder. Was er in der »Muli de la Torre« erlebte, konnte er ein Leben lang nicht vergessen.

Am 25. Oktober 1980 stellte Dalí im Teatre-Museu eines seiner letzten Gemälde vor, dem er den Titel *Das fröhliche Pferd* gab. In seiner typischen Redeweise, die Endsilben betonend, das R rollend, in einer Mischung aus Englisch, Französisch, Spanisch, Katalanisch sagte er: »Es ist ein bißchen verwest. Ich weiß nicht, ob sie es sehen können, daß es ein Pferd ist und nicht ein Esel, aber sie können sehen, daß es verwest ist!«

James Markham schrieb nach der Vorstellung des Bildes in der »New York Times«: »... Dalí enthüllte ein scheußliches Bild, das er während seiner Isolierung in Portlligat zu Ende gemalt hatte: ein groteskes, schmutzigrotes, ruhendes Ungeheuer ...« (Die Fachwelt fragt sich indes, ob Dalí oder sein Assistent Bea das Bild gemalt hatte!)

Angler mit Krücke im Hafen von Roses

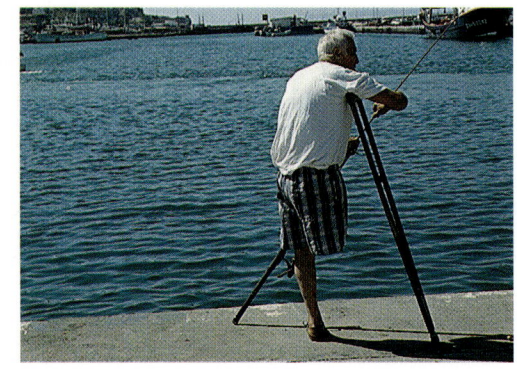

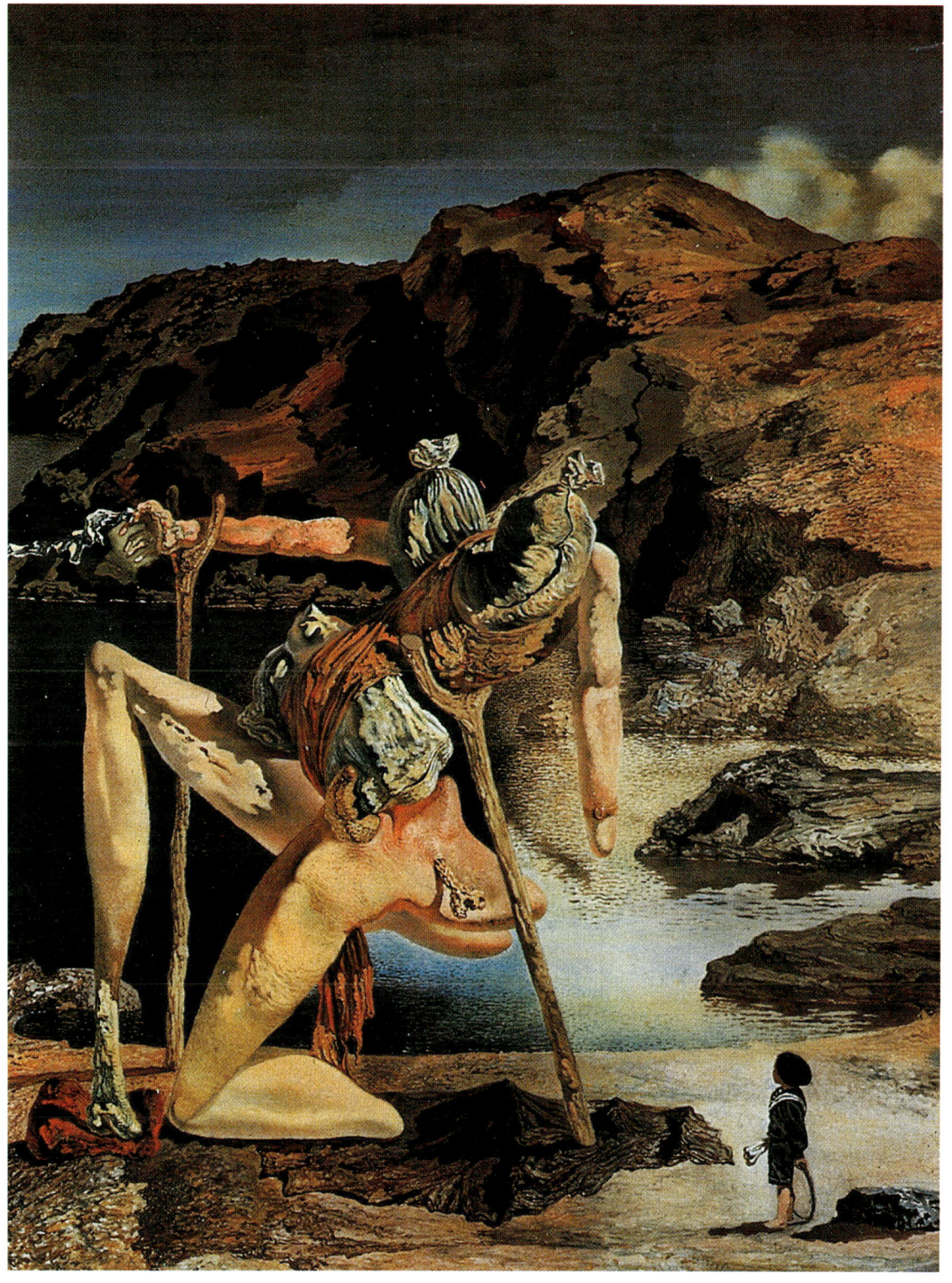

»Das Gespenst des Sex-Appeals« (1934)

... UND PLÖTZLICH SPRINGEN SIE

In manchen von Dalís Bildern entdeckt man Heuschrecken. Nicht auf den ersten Blick. Man muß oftmals lange suchen, wie bei dem Bild *Das finstere Spiel*, 1929, (Privatbesitz) oder bei dem Gemälde *Das Rätsel der Begierde*, 1929, (Staatsgalerie moderner Kunst, München), in dem eine Heuschrecke winzig klein in einer Figurengruppe im Hintergrund hockt. In *Der große Masturbator*, 1929, (Museu Nacional Centro de Arte Reina Sofia, Madrid) sitzt sie bedrohlich, von unten saugend, an einem verschlossenen Mund, sie selbst von einem wimmelnden Schwarm von Ameisen überfallen. *Die ersten Frühlingstage*, 1929, (Reynolds A. Morse, Museum St. Peterberg, USA) ist der Titel eines Bildes – nicht identisch mit dem Werk gleichen Titels im Kapitel »Figueres« – , auf dem die Heuschrecke, wieder von unten angreifend, ein jugendliches Gesicht (Salvador) erobert. Und wieder finden wir das Tier in *Die erleuchteten Lüste*, 1929, (Museum of Modern Art, New York) in einem Ausschnitt.

Gleich vier Heuschrecken sind in dem Ölgemälde von 1929 *Die Entweihung der Hostie* zu sehen. Hinterhältig, falsch, stets von unten angreifend.

Dalí schuf auch die mannshohe Plastik einer Heuschrecke mit Jakobsmuscheln und Krücke, der er den Titel *Pelegri de Santiago* gab (Teatre-Museu).

Nicht mehr furchterregend integrierte er die Heuschrecke in die Collage *Gala*, 1931, (Sammlung Albert Field, New York), das erste Bild, das er von seiner späteren Frau schuf. Das Tier ist nun, im Vergleich zu anderen Darstellungen, fast lieblich dargestellt.

In einem anderen Motiv *Die Kind-Heuschrecke*, 1933, (Radierung in einer Auflage von 100 Exemplaren) verschmilzt sie mit einer menschlichen Figur, die Dalí als Kind zeigen soll.

Der Dalíschen Heuschreckenplage setzt er schließlich im Bild *Der Baccus-Wagen*, 1953, ein Ende, indem er im linken Bildrand eine »demontierte« Heuschrecke zeigt. Seitdem taucht sie in keinem seiner Werke mehr auf.

Was hat es mit der Darstellung der Heuschrecke auf sich? Dalí bekam im schulpflichtigen Alter ein Phobie gegen diese Tiere, die im Ampurdán wie Ameisen oder Schnecken zur Landschaft gehören.

»Wenn man am wenigsten daran denkt, springt die Heuschrecke. Schrecken über Schrecken! Und es war immer so. Im höchsten Moment meiner ekstatischsten Kontemplationen und Vergegenwärtigungen sprang immer die Heuschrecke! Schwerfällig, unbewußt, quälend, reflektierte ihr fürchterlich lähmender Sprung in einem Zusammenschrecken, das mein ganzes Sein bis auf den Grund erschütterte. Heuschrecke – verhaßtes Insekt!« [3]

Schuld daran war seine Cousine. Sie zerdrückte einmal eine große Heuschrecke auf seinem Hals. Die klebrige Flüssigkeit erregte Ekel in ihm, zumal die Heuschrecke noch halb lebte und in der Todesangst ihre gezackten Beine in sein Genick bohrte. Er war einer Ohnmacht nahe. Er wusch sich so gründlich, daß er seinen Hals fast aufrieb. Seit diesem Erlebnis verfolgten ihn die Heuschrecken.

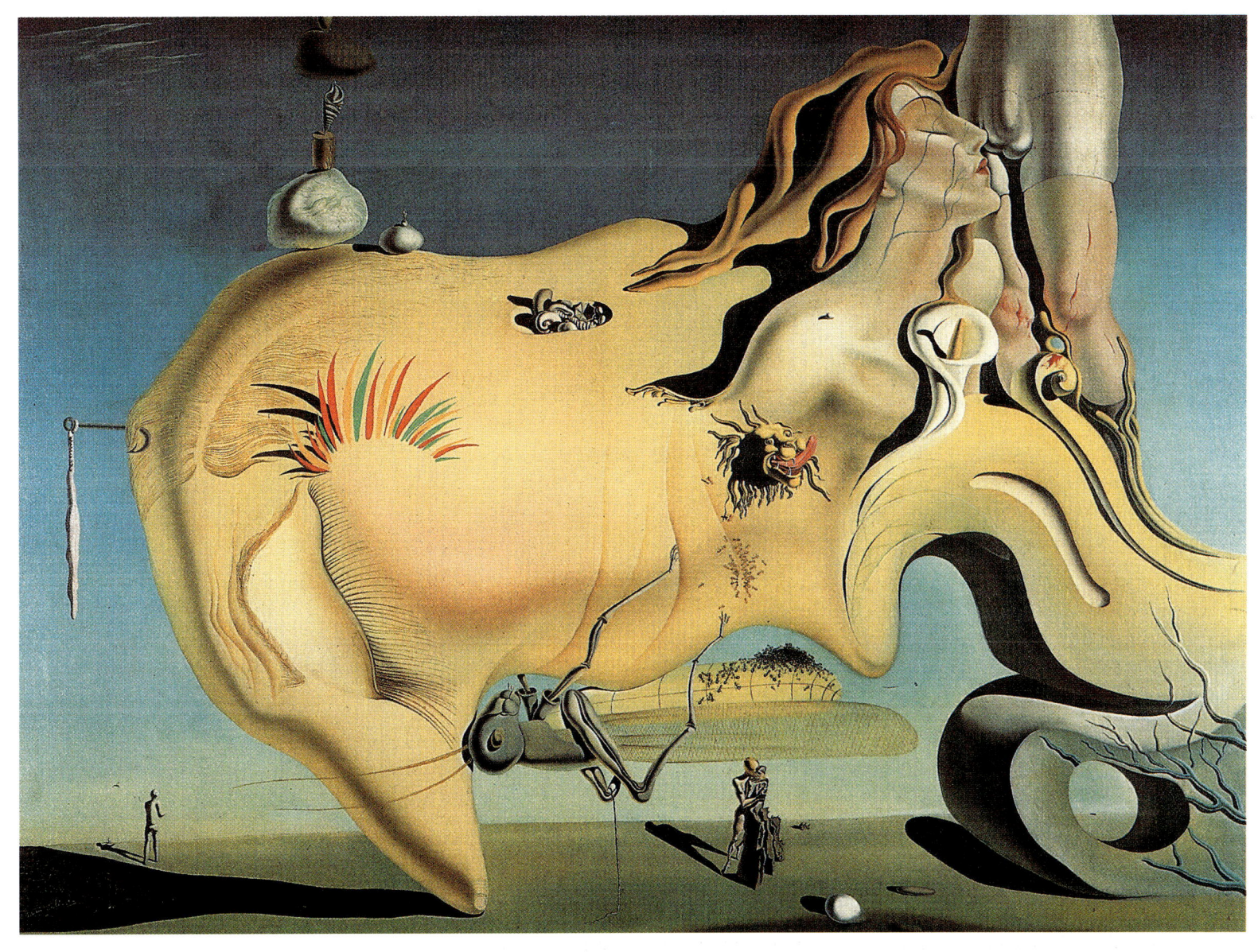

»Der große Masturbator« (1929)

»In Figueras erreichten die Heuschrecken viel größere Formate als in Cadaqués. Jene abscheulichen Heuschrecken von Figueras, die halb zerquetscht am Rande der Bürgersteige kriechen, eine lange, schmutzige Schnur an den Beinen hinter sich herziehen und dem langsamen, grimmigen Martyrium der Spiele, die die Kinder mit ihnen treiben, ausgeliefert sind ... da liegen sie, reglos, reglos ... Und plötzlich ... springen sie ... auf mich!« 3

Es kam hinzu, daß er in Figueres täglich mit einer menschengroßen Heuschrecke konfrontiert wurde, die, so hatte es den Anschein, nur darauf wartete, ihn im rechten Moment anzuspringen. Schräg gegenüber seines Elternhauses wurde an einem Gebäude eine aus Stein gemeißelte Heuschrecke als Wasserspeier angebracht. (Das Haus mit der Heuschrecke existiert noch!)

Überallhin verfolgten ihn diese grünen Monster. Die Schüler ärgerten ihn damit in der Schule, so daß er schreiende Wutanfälle bekam, die seine Kameraden noch mehr reizten. Aber Salvador wußte sich zu helfen. Er erfand eine »Gegen-Heuschrecke« in Form eines als Hahn gefalteten Papiers, »Cacotte« genannt, und verbreitete, daß ihm eine »Cacotte« weit mehr Angst machen würde als eine Heuschrecke. »Dank dieser List war ich fast von den Heuschrecken erlöst ... So war es mir gelungen, einen wirklichen Schrecken gegen seine Simulation zu vertauschen ... ich mußte meine Rolle ständig perfekt spielen, sonst lief ich Gefahr, wieder von einer neuen Periode wirklicher Heuschrecken überfallen zu werden ...« 3

Diese Phobie verarbeitete er in seinen Bildern, am deutlichsten wohl mit der Radierung *Die Kind Heuschrecke*. Die »liebliche«, mit dem Kopf nach oben gerichtete Heuschrecke in der Collage *Gala* bringt hingegen zum Ausdruck, daß er alle Ängste bei Gala »abladen« konnte, daß sie die »schreckliche« Heuschrecke zähmte.

So ist es auch zu erklären, daß Dalí, als er mit Gala das Haus in Portlligat einrichtete, eine »Gespensterheuschrecke« aus Paris mitbrachte, um das Heim »auszuschmücken«. Diese »Gespensterheuschrecke« findet man noch im Haus von Portlligat.

Keine Angst hatte Dalí vor den Grillen, obwohl sie auch zur Gattung der »Springschrecken« gehören. Jeden Sommer mußte das Dienstmädchen Grillen fangen, die er in einen kleinen Käfig sperrte und über die Küchentüre hing. Sie zirpten in der Gefangenschaft leidenschaftlicher. Er liebte diesen Gesang.

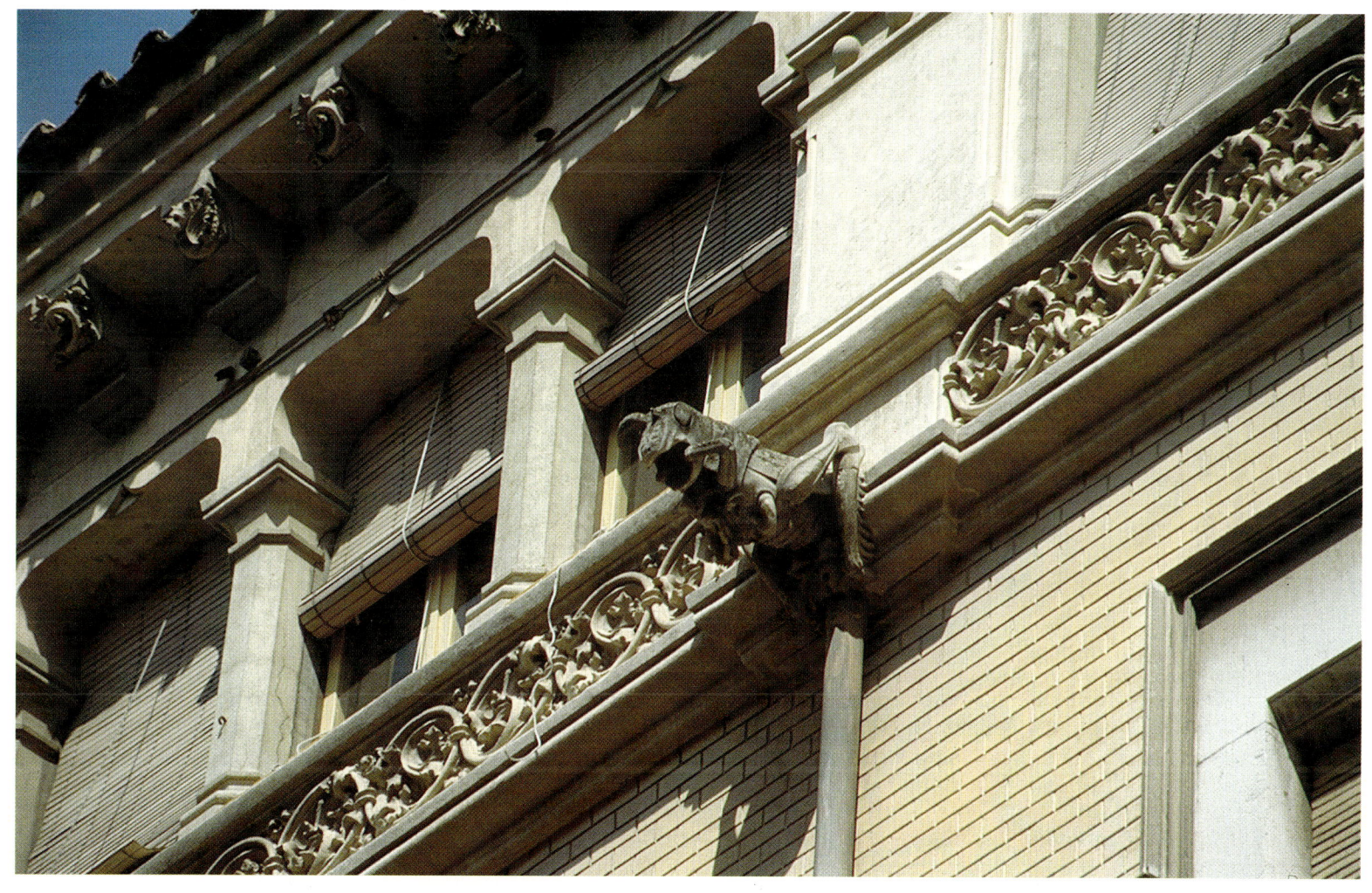

Die Heuschrecke als Wasserspeier

Die »Gespensterheuschrecke«
von Portlligat

HOFSTAAT

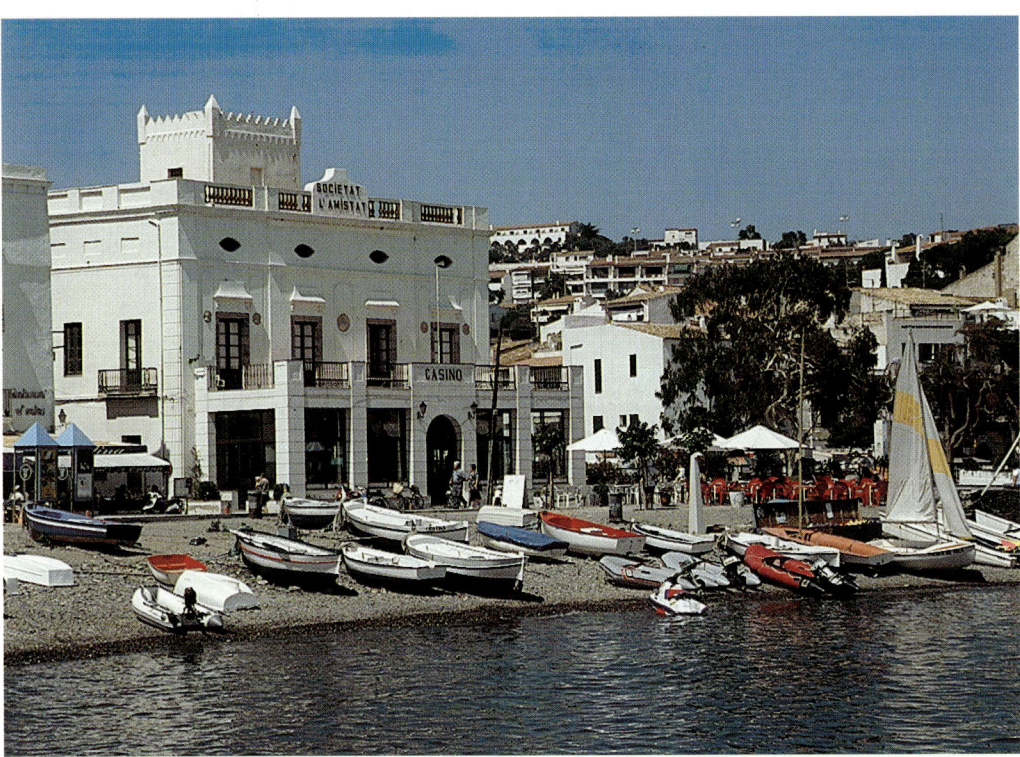

Es könnte 1965 oder einige Jahre später gewesen sein.

Blauäugige blonde Mädchen mit Blumen im Haar, barfuß, durchsichtige Kleider. Braungebrannte Jungen mit langen schwarzen Haaren, exotisch angezogen, einen Joint in den Fingern. Unter ihnen ein »Kardinal«, eine »Rote Garde«, »Dioskuren«, »Ludwig XIV«, »Ginesta«, »Christus«, »Amanda«, »Carlos«, »Schollenfilets«, ein »Captain«, »Pfirsiche«, »Delphine« ...

Alle diese exzentrischen Menschen gehörten zum »Hofstaat« des Königs Dalí, der ihnen diese Namen gab. »Ich fand das alles eher lächerlich. Wie konnte ein so großer Maler sich mit solchen Dummköpfen umgeben und derart kindisch und anmaßend sein«, [10] schrieb Amanda Lear, die fünfzehn Jahre lang Dalís Gespielin war. Dalí, der während der Hippie-Zeit als eine Art Guru verehrt wurde, residierte abwechselnd im Pariser »Meurice« und im »San Regis« New York, dinierte in den vornehmsten Lokalen, war bei der High Society zu Gast. Für die »Rolling Stones« und die »Beatles« war der »Göttliche« ein Gott. 5000 Dollar bezahlte damals ein Manager, um für Ringo Starr eine Pflanze aus Cadaqués zu erhalten, die so aussah wie Dalís Schnurrbarthaare!

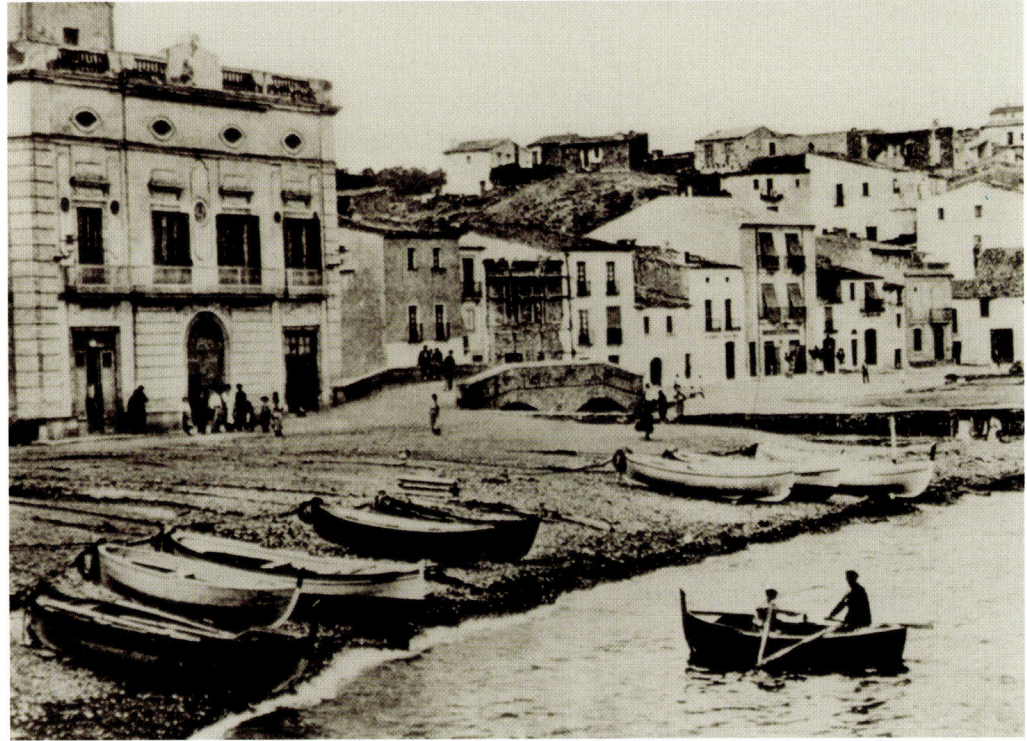

Das Casino von Cadaqués (1998)

*Das Casino von Cadaqués
auf einer alten Postkarte*

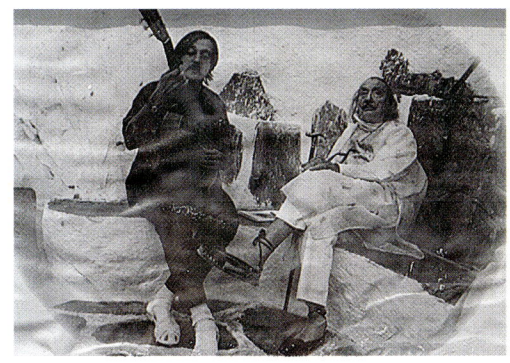

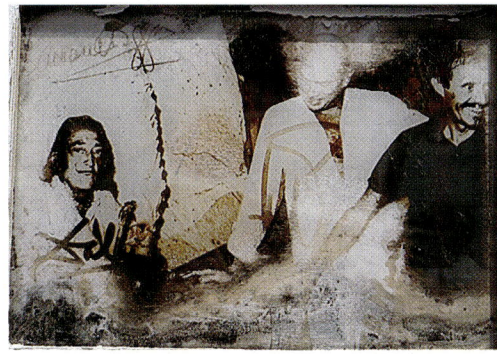

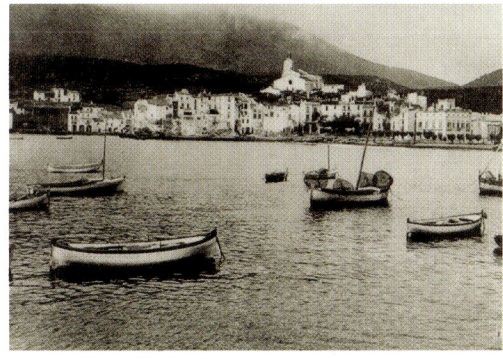

»...Dalí ist auf alten Plakaten und Fotos, die an den Wänden der Lokale hängen, noch immer gegenwärtig« (1998)

Der Hafen von Cadaqués auf einer alten Postkarte

Sein Hofstaat folgte ihm überall hin. Selbst in Portlligat und in Cadaqués war er präsent. Zwei seiner Verehrer leben noch heute in Cadaqués.

Dieses Fischerdorf lernte Dalí sehr früh lieben: »Das ist der Ort, den ich mein ganzes Leben und mit jedem Tag mehr mit fanatischer Treue geliebt habe. Ohne im geringsten zu übertreiben, kann ich behaupten, daß ich jede Kontur der Felsen und Strände von Cadaqués, jede geologische Anomalie seiner einzigartigen Landschaft und seines Lichtes auswendig kenne.« »... sie ist die schönste Landschaft der Welt ...«

»Und worin liegen die uranfängliche Schönheit und Vortrefflichkeit dieser wunderbar schönen Landschaft von Cadaqués? In der 'Struktur', nur darin! Jeder Hügel, jede Felskontur hätte von Leonardo selbst gezeichnet sein können ...« [3]

Hier ist fast alles noch so wie zu Dalís Zeiten. Die weißen Häuser sind auf schwarzen Fels gebaut, der pflasterlos für Wege und Straßen dient. Haushoch ranken die violetten Bougainvilleen bis zu den roten Ziegeldächern und wetteifern mit ihren Farben. Die Kirche sitzt wie eine Krone über dem Häusermeer, dessen kleine Fenster und Türen die Sonne mit ihren verschlossenen grünen und blauen Holzläden auf das Meer verweisen. Sie wirft ihre Strahlen in die klare Tiefe des Wassers, wo auf dem Grund die Seeigel darauf warten, geerntet zu werden. In den unzähligen Bars und Restaurants genießen die Menschen die süß-salzigen katalanischen Spezialitäten, und Dalí ist auf alten Plakaten und Fotos, die an den Wänden der Lokale hängen, noch immer gegenwärtig.

An der Seepromenade liegen die bunten Boote im Sand. Hinter dem Denkmal für García Lorca endet der Strand bei den Felsen. Dort steht das ehemalige Sommerhaus von Dalís Eltern, das, mehrfach umgebaut, nicht mehr das einfache würfelartige Aussehen des katalanischen Hauses hat, das Dalí in seinen Jugendjahren mehrmals malte. Hier besuchte Lorca in den Jahren 1925 und 1927 den jungen Maler.

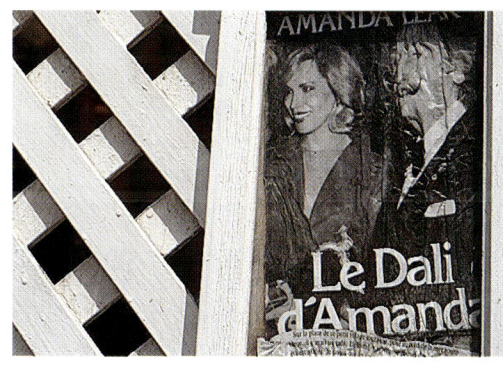

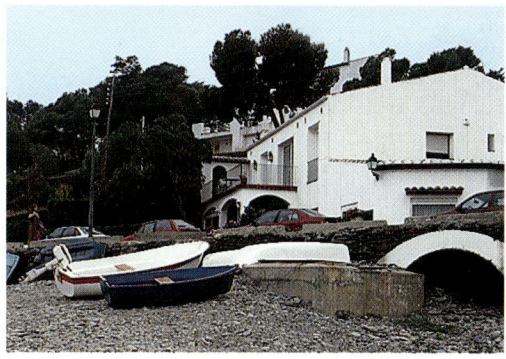

Sommerhaus von Dalís Eltern (1998)

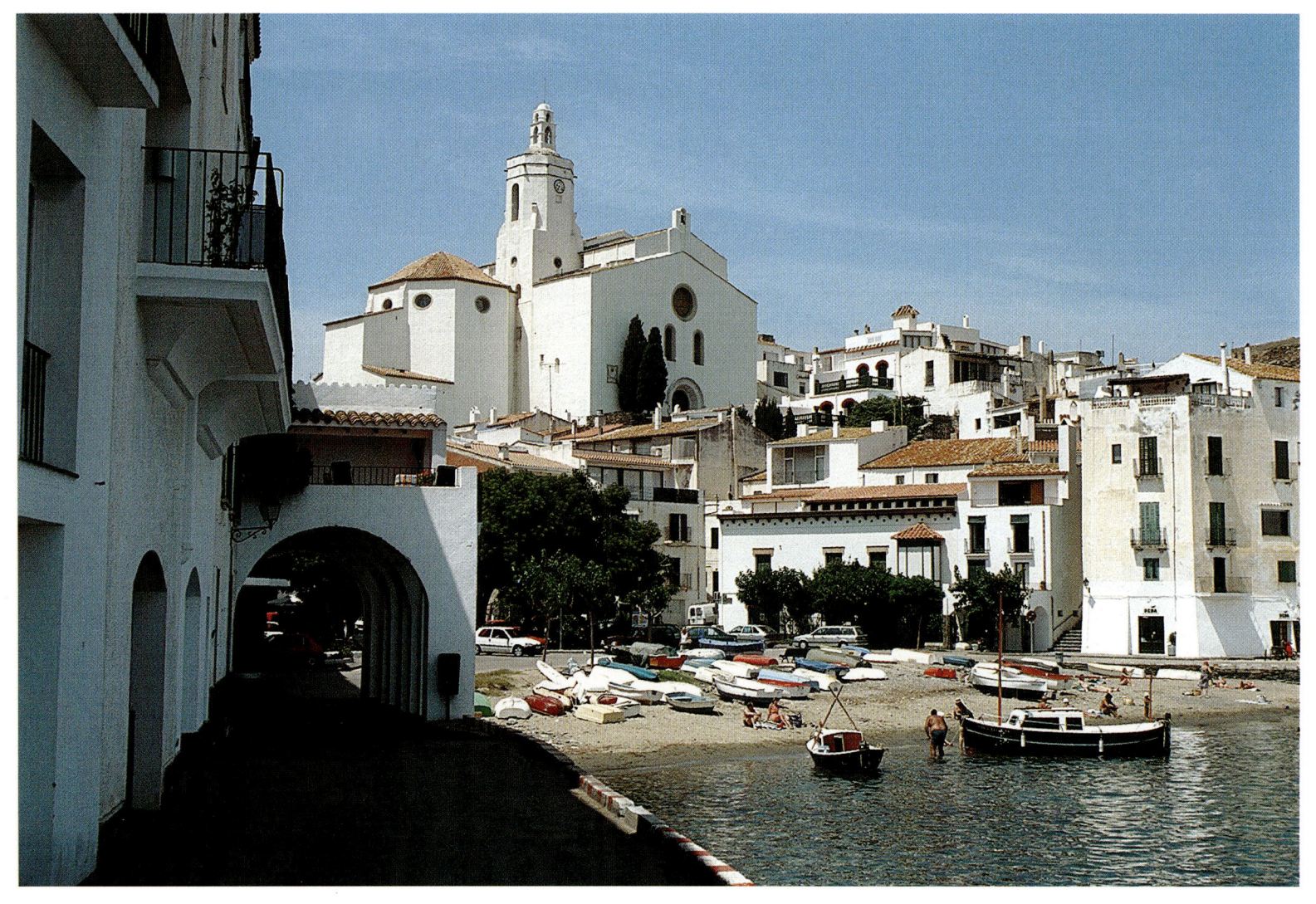

»Port Alguer« (1998)

Der Ort hat von jeher die Künstler angezogen. Picasso war hier, Man Ray, Magritte, Buñuel, Miro. Auch die Familie Pitchot wohnte und wohnt immer noch in Cadaqués.

Ab 1924, nachdem Dalí fast einen Monat in politischer Haft gesessen war, begannen für ihn die wesentlichen Jahre in Cadaqués. 1924 entstand sein berühmtes Bild von Cadaqués: *Port Alguer* (Teatre-Museu).

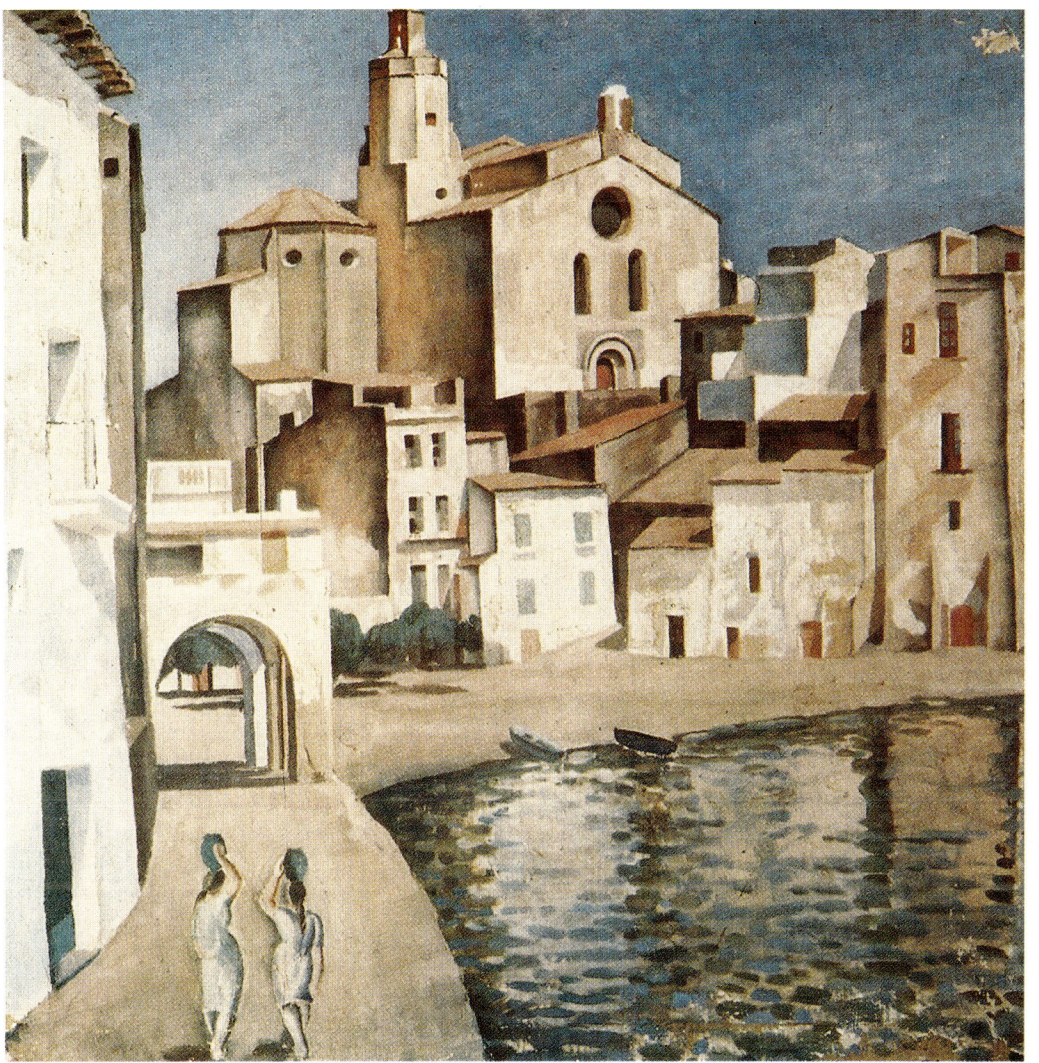

»Cadaqués, Port Alguer« (1924)

29

Bereits seit 1921 studierte er an der Kunstakademie in Madrid, wo er Luis Buñuel und García Lorca kennenlernte. Letzterer – homosexuell – verliebte sich schließlich in Dalí; ob er aber auf Gegenliebe stieß, weiß man nicht genau. Jedenfalls verstanden sich beide aus geistiger Sicht hervorragend. 1925 lud er Lorca nach Cadaqués ein. Die Familie Dalí, vor allem seine Schwester Ana Maria, war von dem Gast begeistert. Er las aus seinen Gedichten und der damals bekannte Gitarrist Region Sainz de la Maza spielte dazu. Vor dem Sommerhaus standen die Menschen und hörten zu. Dalí hielt Hof!

Nachdem Lorca nach Granada zurückgekehrt war, schrieb er an Ana Maria: »Ich denke an Cadaqués Es erscheint mir als ewige und wirkliche Landschaft, und dennoch vollkommen. Der Horizont spannt sich darüber wie ein Aquädukt. Die Silberfische springen dem Mond nach ...« 4

Dalí provozierte inzwischen seinen Rausschmiß aus der Akademie. Am 20. Oktober 1926 wurde er zwangsexmatrikuliert. Er ging zurück nach Figueres und Cadaqués, wo er Vorbereitungen für seine erste Einzelausstellung traf, die in der Galerie Dalmau in Barcelona einen guten Verkaufserfolg hatte.

1927 wurde Dalí zum Wehrdienst einberufen, den er als »Luxussoldat« auf der Festung Castell de Sant Ferran in Figueres absolvierte. »Luxussoldat« wurde man, wenn man dafür etwas bezahlte, um nicht jeden Dienst ausführen zu müssen. Dalí durfte während der Ausbildung auch zuhause schlafen.

Lorca kam ein zweites Mal nach Cadaqués. Es sollen harmonische Tage gewesen sein, doch in einem späteren Brief Lorcas an Dalí entschuldigt sich dieser für sein schreckliches Verhalten ihm gegenüber. Einige Dalí-Biografen sind der Meinung, daß der Dichter versucht hat, den Maler zu vergewaltigen, vielleicht in der »Barraca«, einer Fischerhütte von Portlligat, die Lydia Nandos gehörte. Diese Fischerkate sollte Dalí später kaufen und zu seinem Domizil ausbauen. In einer Unterhaltung, die Dalí mit Alain Basquet geführt hat,

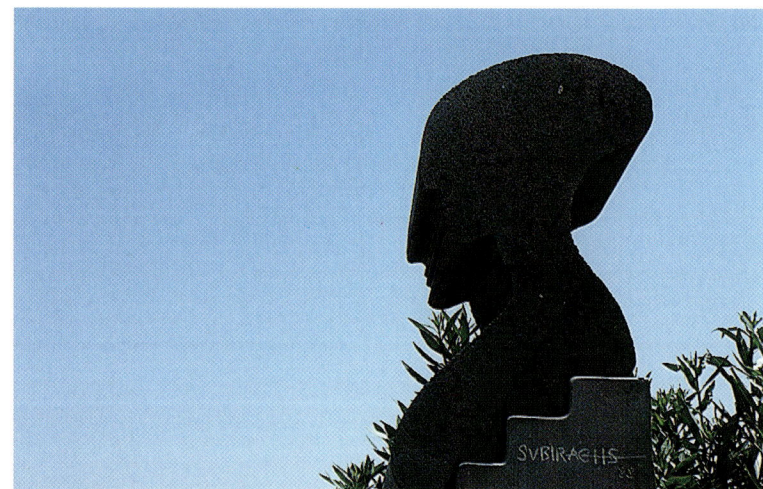

Lorca-Denkmal (1998)

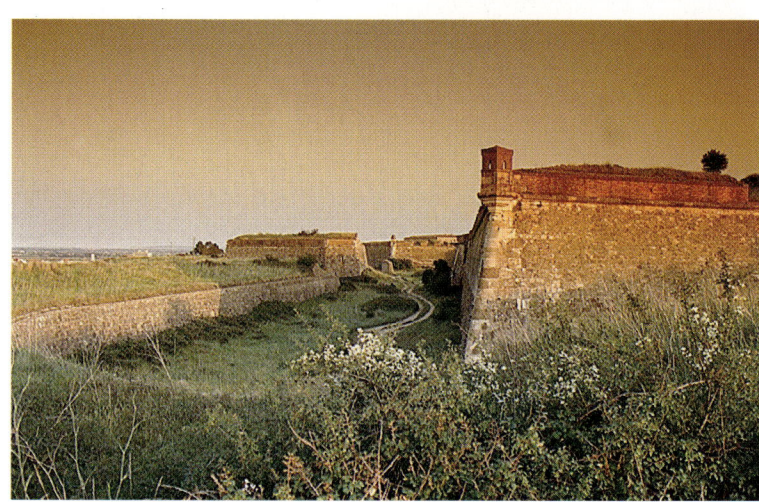

»... Luxussoldat auf der Festung Castell de Sant Ferrant in Figueres...«

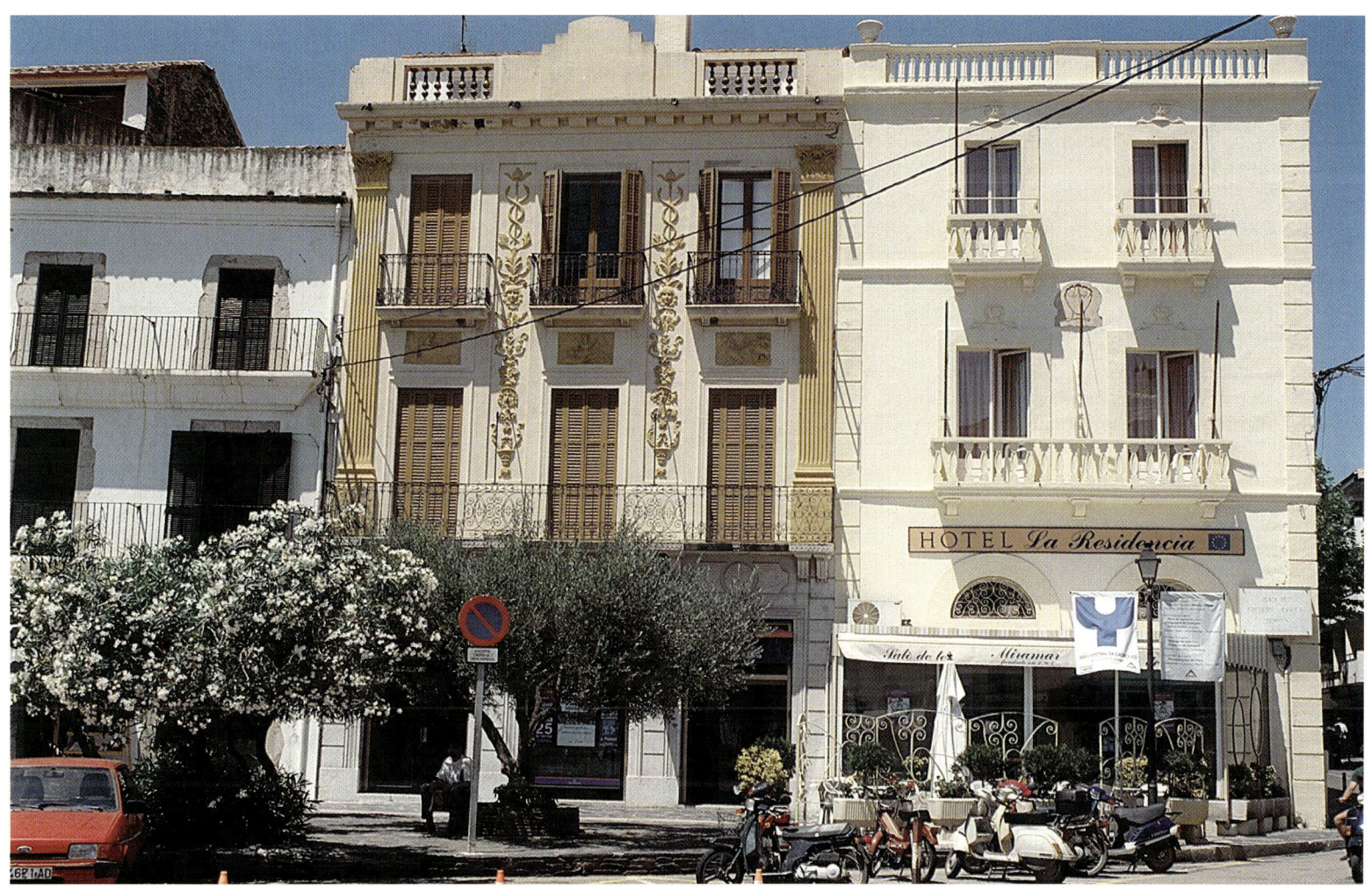

»La Residencia«,
das frühere Hotel »Miramar« (1998)

sagte er: »Er war homosexuell, wie jeder weiß, und verrückt nach mir. Er hat zweimal versucht, mich zu vögeln … Ich war ziemlich wütend … Andererseits war ich sehr geschmeichelt. Tief im Innern wußte ich, daß er ein großer Poet war, und ich hatte das Gefühl, daß ich ihm doch einen Teil von Dalís göttlichem Arschloch schuldig war …«

Es kam zum Bruch, – nicht nur wegen der sexuellen Annäherungsversuche, sondern weil Lorca Dalí zu altertümlich erschien, denn »die Maschine ist das Symbol der Zeit«.

Der August 1929 wurde für Dalí zu einem unvergessenen Monat. In Cadaqués erwartete man Paul Eluard mit seiner Gattin. Sie stiegen im Hotel »Miramar« ab. Der Frau des Dichters begegnete er erstmals an einem Abend auf der Terrasse des Hotels – es war Gala. Ganz im Sinne der bekannten Redewendung handelte es sich um »Liebe auf den ersten Blick«. Sie verstanden sich so gut, daß Gala ihren Mann alleine nach Paris zurückkehren ließ, um bei Dalí zu bleiben. »Gala wurde das Salz meines Lebens, das Härtebad meiner Persönlichkeit, mein Leuchtfeuer, meine Doppelgängerin – ICH.« [1]

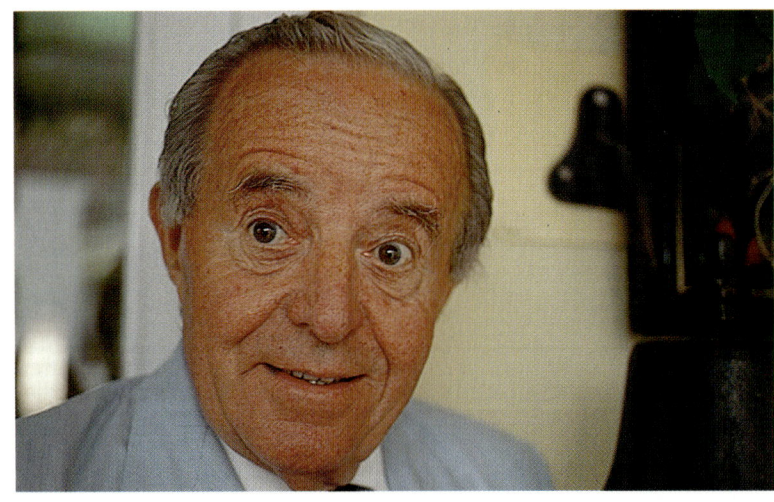

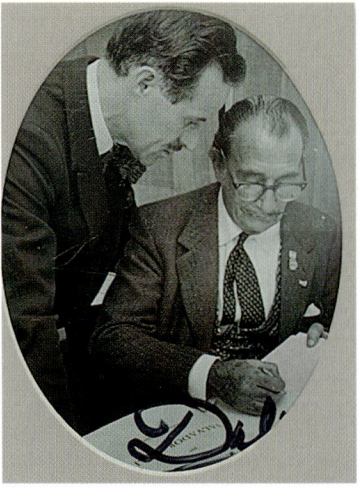

John Peter Moore (1998)

Salvador Dalí und John Peter Moore

Das Hotel »Miramar«, in dem sie sich näherkamen, existiert noch, allerdings unter dem Namen »La Residencia« und wird vom ehemaligen »Captain« seines Hofstaates, der jahrelang Dalís Sekretär war, geleitet. Sein tatsächlicher Name ist John Peter Moore.

Am 1. März 1919 wurde Moore in London geboren. Wie sein Leben wirklich verlaufen ist, weiß man nicht genau. Jedenfalls kam er sehr frühzeitig zum Militär und deshalb nannte ihn Dalí »Captain«. Die einen sagen, daß Dalí Moore 1951 im Vatikan kennenlernte, die anderen glauben, daß Moore Dalí an der Bar des Hotels Plaza in New York zum ersten Mal gesehen hat. Als ich den nahezu achtzigjährigen Moore im Juni 1998 in Cadaqués besuchte, wollte er darüber keine Auskunft geben, denn es sei bereits alles veröffentlicht. Überhaupt ist er Autoren gegenüber sehr mißtrauisch: »Man kann sich nie darauf verlassen, was geschrieben wird.« In Cadaqués ist er allgegenwärtig. Wieviel Besitz Moore hat, kann niemand sagen. Er leitet mit seiner Frau, Catherine Perrot, das »Perrot-Moore Art Center«, in dem er Originale und Reproduktionen von Dalí und Picasso zeigt. Obwohl Dalí in diesem Museum eine Konkurrenz zu seinem in Figueres sah, kam er zur Eröffnung.

Dem elegant mit einem hellblauen Seidenanzug gekleideten Moore sieht man sein Alter nicht an. Er spielt Moore und Dalí zugleich – baut eine Mauer um sich auf, die kaum zu durchbrechen ist. Wir unterhielten uns über Essensgewohnheiten Dalís, die ich in meinem Buch »Dalís katalanische Küchenträume« (Mary Hahn Verlag) veröffentlichte.

Nach der Biografin Meryle Secrest soll Moore während seiner Arbeit für Dalí einen Immobilienbesitz von ca. 10 Millionen Dollar angehäuft sowie beachtliche Werke Dalís erstanden haben. Moore erhielt von Dalí kein Gehalt, sondern arbeitete auf Provisionsbasis. Einer breiten Öffentlichkeit wurde Moore im negativen Sinne bekannt, denn er soll es gewesen sein, der dem Maler tausende von Blanko-Blättern vorgelegt hat, die dieser signierte, ohne eine Kontrolle gehabt zu haben, welche Lithografien in welcher Auflage darauf vervielfältigt wurden. 1978 trennte sich Dalí von Moore, nachdem dieser 16 Jahre für ihn einer der wichtigsten Berater gewesen war.

1983 fand man seinen Namen wieder in den Schlagzeilen. Captain Moore stellte seine persönliche Dalí-Sammlung erstmals im Palais des Rois de Majorque in Perpignan aus. Dalí glaubte herausgefunden zu haben, daß einige der ausgestellten Bilder Fälschungen waren. Der Meister verklagte seinen ehemaligen Sekretär. Dieser jedoch wußte sich zu wehren,

denn er wollte beweisen, daß Dalí des öfteren Bilder signierte, die er nicht gemalt hatte oder Blanko-Unterschriften leistete, ohne daß er wußte wofür. Man dachte bei den Fälschungen auch an seinen begabten Assistenten Isidor Bea, der fast alle Hintergründe in Dalís Bildern nach des Meisters Manier malte.

Neuerdings fragt man sich, ob es nicht Bea war, der die meisten Bilder, die Dalí nach 1980 vorlegte, gemalt hat. Darunter soll auch das Gemälde *Das fröhliche Pferd* (siehe Kapitel »Muli de la Torre«) fallen.

Jedenfalls mußte Moore damals einige Bilder aus der Ausstellung entfernen und man einigte sich auf einen Vergleich. Captain Moore hat daraufhin im Oktober 1984 ein Buch veröffentlicht mit 678 verschiedenen Signaturen Dalís, um »in einer Zeit der Kontroversen und der gesteigerten Unruhe in der Frage der Echtheit der Signaturen Dalís den Sammlern, Händlern und Kunstinteressierten einen Führer zu bieten, der es erleichtert, einen Weg durch das Labyrinth der Dalíschen Signaturen zu finden.«

Moore dankte Dalí, der seinem Leben Sinn und Geld gab, indem er ein Denkmal des Malers in Cadaqués aufstellen ließ.

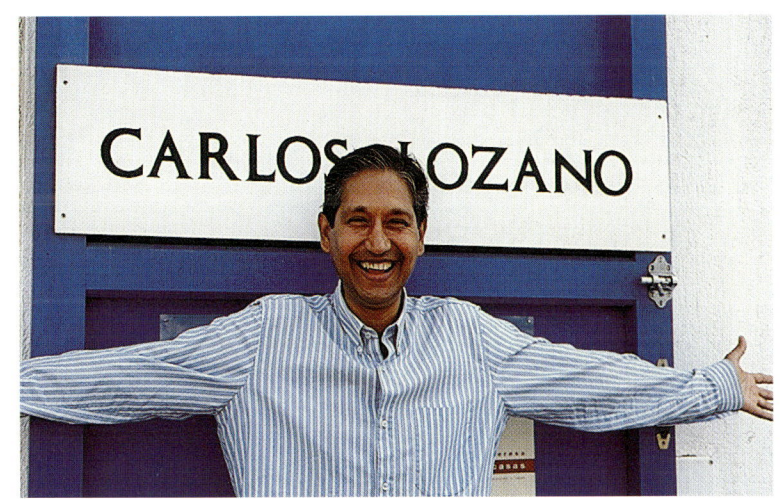

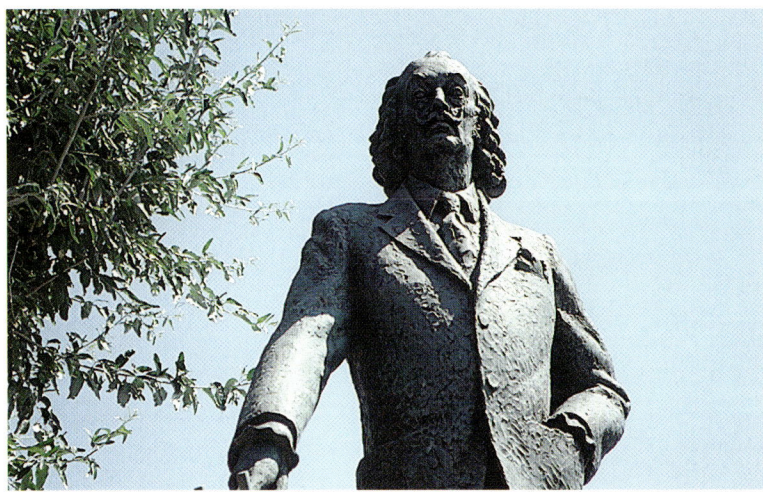

Und noch ein Mann aus dem damaligen Hofstaat Dalís lebt in Cadaqués: Carlos Lozano. Er ist Besitzer einer Kunstgalerie (Riba Pianc, 2), zu deren Eröffnung Dalí ebenfalls kam. »Er begutachtete rasch die Bilder – gut, gut, gut! Nach zehn Minuten war er wieder weg. Adios!« Dieser Besuch half aber Lozano zu seinem Durchbruch. Der gebürtige Kolumbianer (geb. am 11.4.1947) lernte Dalí in Paris kennen. Er spielte eine Rolle im Musical »Hair«. Der Mann mit den dunklen Haaren gefiel Dalí ausgesprochen gut:

»Dieser Kolumbianer hatte in der Tat herrliche, glatte Haare, die er wie ein Mädchen aus Tahiti hüftlang trug, doch war er nicht wirklich schön. Dalí war fasziniert von langen Haaren, er, dessen Schädel fast kahl war. Gala kritisierte den jungen Mann, bemerkte: 'Er sieht aus wie ein Papagei.' Dalí haßte diese exotischen Tiere, die noch dazu grün waren. Grün war seine Unglücksfarbe« [10] , erinnert sich Amanda Lear, die dabei war, als Dalí und Lozano sich kennenlernten.

Gala und Dalí führten über die Qualität des jungen Carlos einen öffentlichen Streit aus: »Die Diskussion wurde immer heftiger, bis wir schließlich im Restaurant 'Raspoutin' ankamen, in dem wir normalerweise nicht verkehrten. Wenn er erregt war, trällerte Dalí schnell und lautstark unerkennbare Melodien vor sich hin. Die Zigeunermusik nervte ihn. Gala, die den Streit kommen sah, lächelte ruhig und bestellte Blinis. Dalí explodierte: 'Und er ist eben doch sehr schön, dieser Junge! Punkt, aus! Ich möchte, daß er für mich morgen Modell sitzt, so! Das Genie bin ich! Widersprich mir nicht, Gala.'« [10]

Schließlich nahm Dalí ihn – ohne »offizielle Verwendung« – mit nach Portlligat. Lozano war Dalís Modell, beschaffte Leute, mit denen Dalí essen oder erotische Happenings feiern wollte. Dalí entwickelte für seine Happenings eine eigene Sprache. Mit dem Geheimcode »Nähmaschinen« bezeichnete er den Geschlechtsakt oder mit »Limousine« war der Penis gemeint. Carlos bekam auch kleine Sekretariatsaufgaben und war, wie der »Stern« im Dezember 1979 berichtete, Dalís »Intimus«. Dalí nannte ihn »La Violetera«, in Abwandlung zu Warhols Freundin Ultra Violet, die er sehr schätzte.

Bei unserem ersten Zusammentreffen in seiner gepflegten Galerie machte Carlos einen fröhlichen, zufriedenen Eindruck. Voll Stolz erzählte er über die Jahre der Zusammenarbeit mit Dalí, die seine Persönlichkeit reifen ließ. Er ist kein »Alt-Hippie« geblieben. Sein »bürgerliches Aussehen« macht ihn zu einem Geschäftsmann, dem man vertraut. Seine Kunstkenntnis ist groß und wird von den Besuchern der Galerie gerne in Anspruch genommen.

Dalís Hofstaat ist klein geworden. Keiner der damaligen Freunde akzeptiert den anderen. Jeder lebt sein Leben mit seiner speziellen Interpretation des berühmten Dalí.

oben:
Dalí-Denkmal (1998)

LICHT DER EWIGKEIT

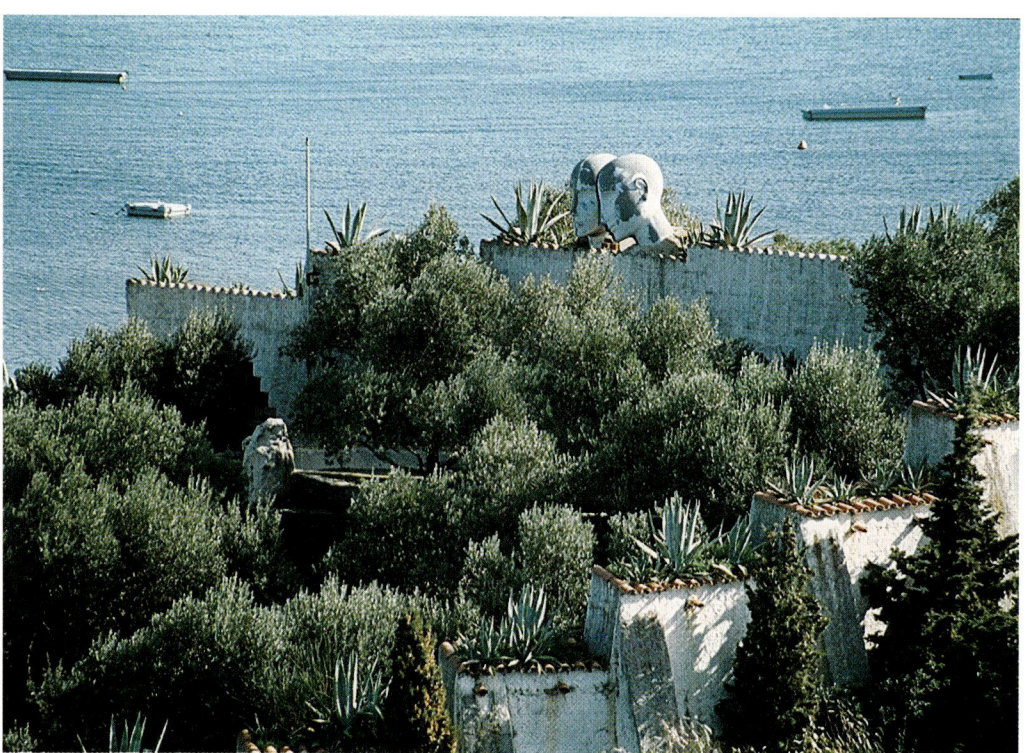

Lydia Nandos oder Nogueres, wie sie genannt wurde, eine Fischerwitwe aus Cadaqués, spielte in Dalís Leben eine nicht unbedeutende Rolle.

Picasso fiel diese Frau zuerst auf, nicht weil sie hübsch war: ihr verwirrter Geist begeisterte ihn. Er lieh ihr zwei Bücher von verschiedenen Autoren. Sie brachte es fertig, beide Inhalte zu vermischen und zu einem Werk zu verarbeiten.

García Lorca lernte Lydia kennen und war ebenso beeindruckt. Er will ihr Portrait sogar auf das Klavier gestellt haben. Als Dalí sich um sie kümmerte, war Lydia überzeugt, die Titelheldin von Eugenio D'Ors' »La Ben Plantada« zu sein. Sie schrieb dem Schriftsteller leidenschaftliche Briefe, die D'Ors nie beantwortete. Da er in dieser Zeit eine Zeitungskolumne verfaßte, war sie jedoch überzeugt, daß er ihr damit verschlüsselte Antworten zukommen ließ. Kein Wunder, daß Dalí die »verrückte« Lydia gefiel. Sie war die Personifikation seiner »Paranoisch kritischen Methode«, deren exakte Deutung ihm stets schwer fiel:

»Lydia hatte den wunderbarsten paranoischen Geist, den ich außer meinem eigenen je kennengelernt habe. Sie war fähig, völlig kohärente Verbindungen herzustellen zwischen einem beliebigen Gegenstand und dem, was ihr gerade in den Sinn kam – über alles andere setzte sie sich großzügig hinweg; sie wählte jede Einzelheit mit einem so feinsinnigen und erfinderisch berechnenden Gedankenspiel aus, daß es oft schwerfiel, in völlig absurden Dingen nicht mit ihr übereinzustimmen.«

»So war Lydia aus Cadaqués: Lebte sie auch in ihrer eigenen Welt, im geistigen Sinne hoch über der des übrigen Dorfes, so stand sie deswegen doch nicht weniger fest auf dem Boden – mit einem Realitätssinn, den die Leute von Cadaqués genauso anerkannten wie ihre Verrücktheit, sobald sie auf das Thema 'Meister d'Ors und La Ben Plantada' zu sprechen kam.

'Lydia ist nicht verrückt', pflegten die Leute zu sagen, 'versuchen Sie mal, sie übers Ohr zu hauen oder sie mundtot zu machen!'« 3

Sie war es auch, die Dalí mit dem Ausspruch »Blut ist süßer als Honig« zu einigen Werken anregte.

»Ich bin das Blut, und der Honig sind alle anderen Frauen«, hat sie zu Dalí gesagt. Lydia war durchaus eine erotische Frau, von der D'Ors sagte, daß sie über den Wahnsinn Don Quijotes verfügte, und Lorca entgegnete, daß Don Quijotes Wahnsinn trocken war, Lydias aber feucht.

Sie hatte zwei tatsächlich verrückte Söhne – man sagt ihr inzestuöse Beziehungen zu ihnen nach – , die in einer Irrenanstalt starben. Sie besaßen in Portlligat zusammen mit ihrer Mutter eine kleine Fischerhütte.

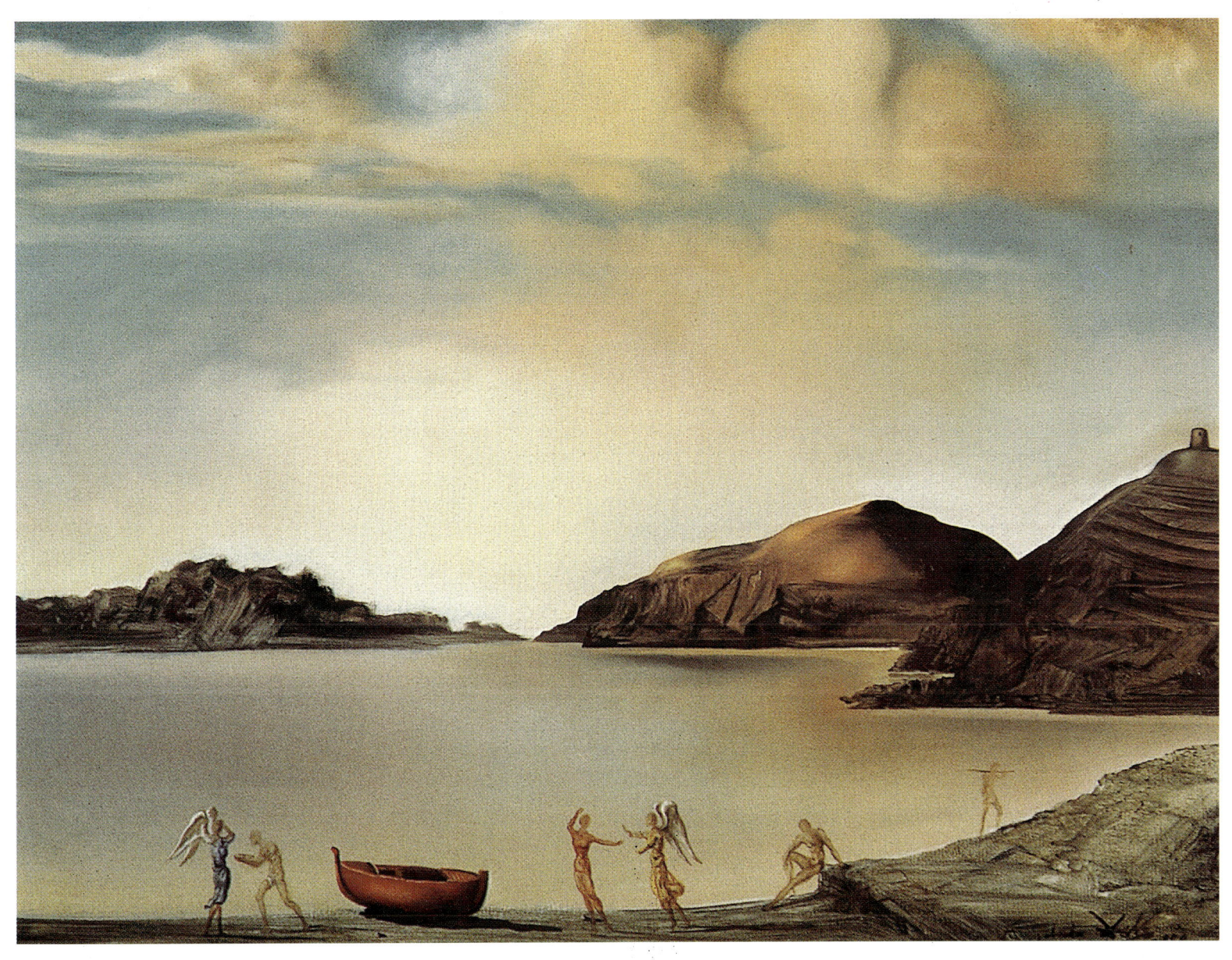

»Portlligat bei Sonnenuntergang« (1959)

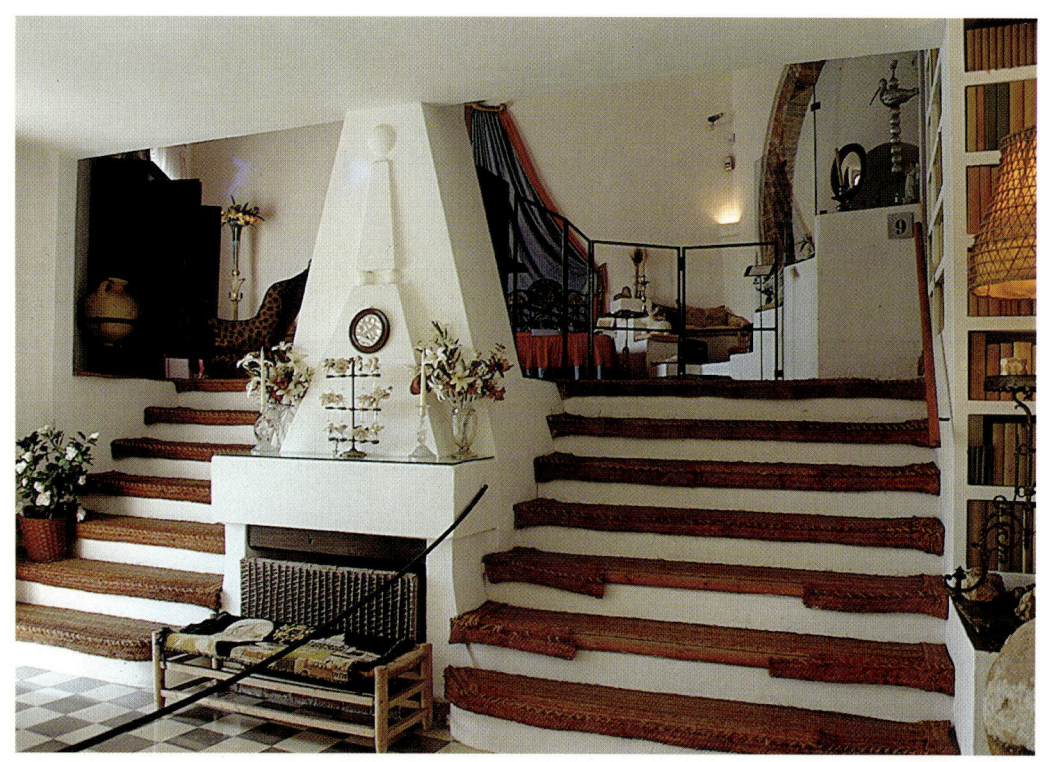

In frühen Jahren hat Dalí diese Baracke in einigen seiner Bilder verewigt. Er malte auch die schizophrenen Söhne beispielsweise auf den Gemälden *Durch die Beständigkeit des schönen Wetters betrübter Friseur*, 1934, (Sammlung Klaus G. Perls, New York) und *Unsichtbare Harfe, fein und mittel*, 1932, (Privatbesitz).

Dalí wurde von seinem Vater wegen des Zusammenseins mit der »Russenhure« Gala verstoßen. In Cadaqués fand er 1930 weder im Haus der Familie noch im Hotel »Miramar« Aufnahme.

Da dachte er an die Fischerhütte, die Lydia und ihren beiden verrückten Söhnen gehörte. Er wollte sie kaufen, herrichten und bewohnbar machen.

»Alles ist ein Teil einer unergründlichen persönlichen Mythologie«

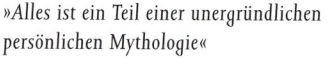

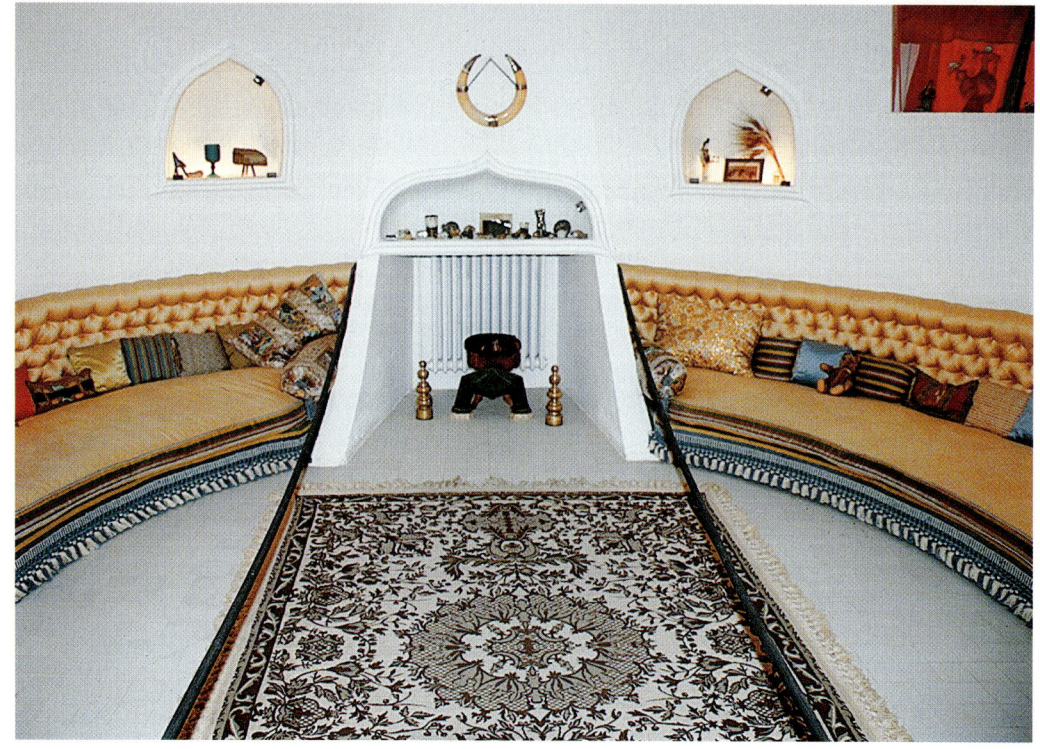

Der Ovale Saal

»Port Lligat ist einer der dürrsten, steinigsten und planetarischsten Orte auf Erden. Der Morgen ist von wilder, bitterer, die Morphologie grausam zergliedernder Heiterkeit; der Abend wird oft krankhaft melancholisch, und die am Morgen noch hellen, lebendigen Olivenbäume verwandeln sich dann in ein starres, bleiernes Grau. Der Morgenwind schreibt das Lächeln fröhlicher kleiner Wellen auf das Wasser; abends ist das Meer wegen der vorgelagerten Inseln, die aus Port Lligat eine Art See machen, häufig so glatt, daß es das erregende Schauspiel des ersten Zwielichts am Himmel spiegelt.« [3]

Lydia stimmte dem Kauf zu. Für 20.000 französische Francs erwarb er die Hütte. Mit Gala entwarf er die Einzelheiten des Umbaues. »Ludwig II. von Bayern machte sich um keinen seiner Paläste auch nur halb so viele Gedanken wie wir um unseren kleinen Schuppen.« [3]

Vier mal vier Meter war der Raum groß, der als Speisezimmer, Schlafzimmer, Atelier und Eingangshalle vorgesehen war. Einige Stufen höher plante man die Küche, die Dusche und die Toilette. »Als einzige extravagante Ausschmückung wollte ich mir einen winzigen Milchzahn leisten, den ich gerade jetzt erst verloren hatte. Er war weiß und transparent wie ein Reiskorn; ich wollte ihn durchbohren und an einem Faden genau in der Mitte der Decke aufhängen. ... Blumen oder einen Hund werden wir nie im Hause haben – nur unsere von Nüchternheit umgebene Leidenschaft! Durch Intelligenz werden wir rasch zusammen alt werden! Eines Tages schreibe ich über dich ein Buch, und du wirst eine von diesen mythologischen Beatricen werden, die die Geschichte unter meinen wilden Peitschenhieben und vor Wut Feuer speiend, auf dem Rücken tragen muß.« [3]

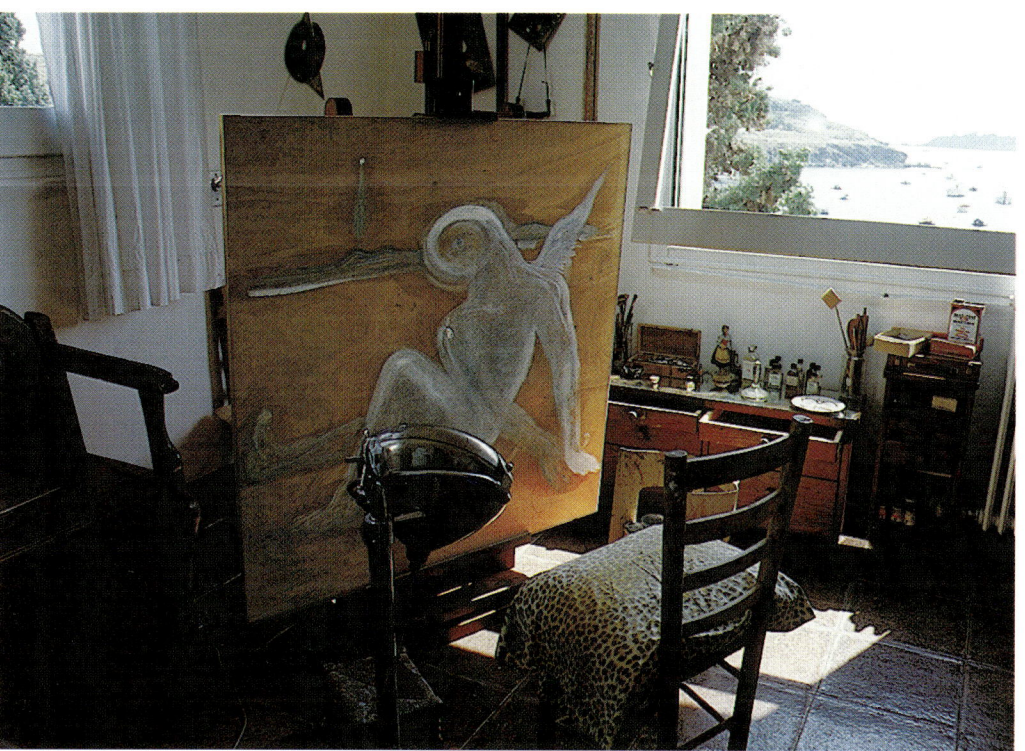

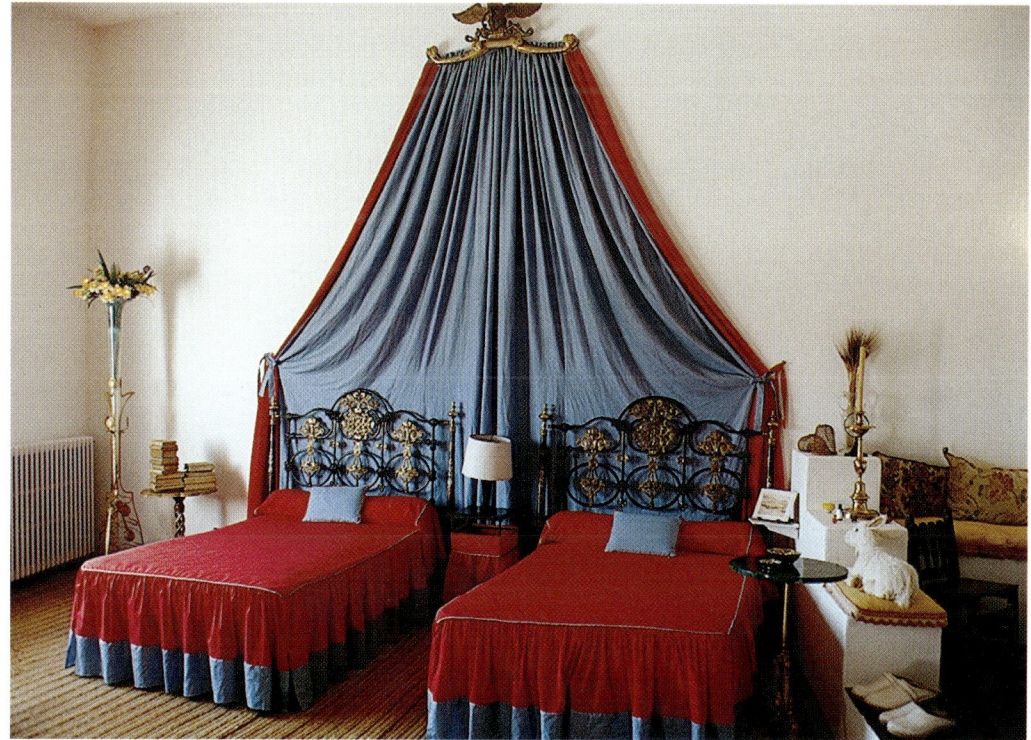

oben:
Dalís Atelier mit der Skizze eines Engels

Schlafzimmer von Dalí und Gala

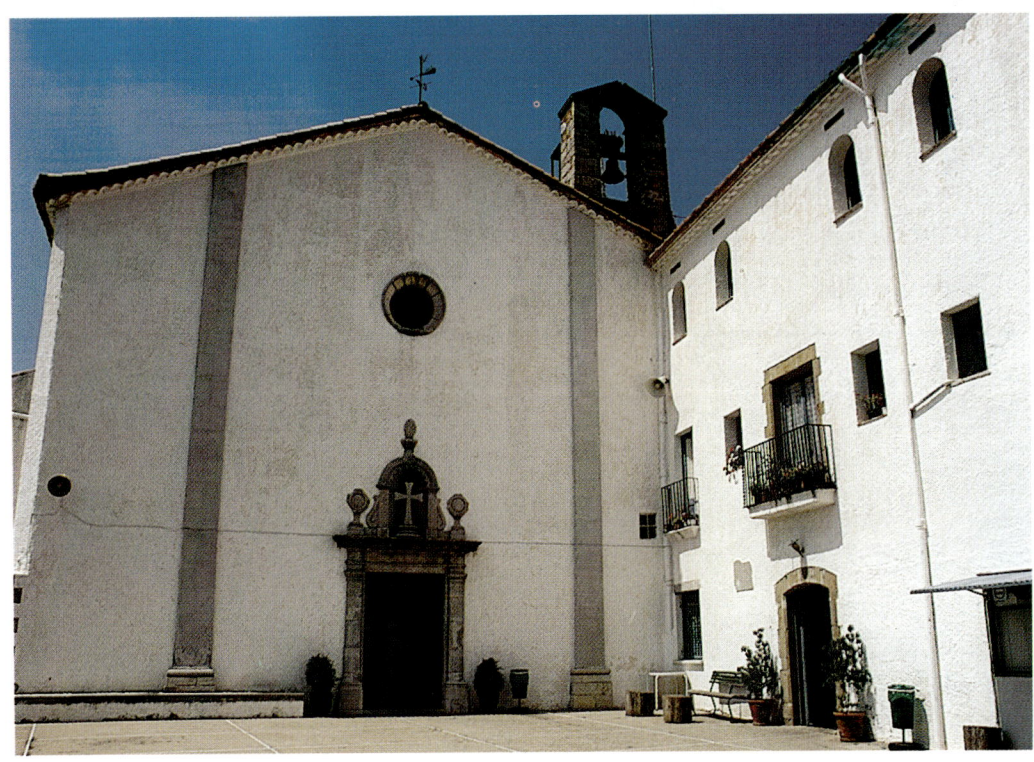

Als Gala 1929 ihren Mann Paul Eluard alleine von Cadaqués nach Paris zurückreisen ließ, ahnte Dalí, daß diese Frau für immer bei ihm bleiben würde. Vier Jahre später sollten sie in Frankreich heiraten. Das Franco-Regime erkannte aber eine im Ausland geschlossene Ehe nicht an, und so heirateten sie auf Wunsch von Gala ein zweites Mal. In 485 m Höhe ließen sie sich heimlich am 8. August 1958 in der Wallfahrtskapelle »Els Angles« im Gavarres Massiv bei Girona im Gemeindebesitz von San Marti christlich trauen.

*In der Wallfahrtskirche »Els Angles«
heirateten Dalí und Gala am 8.8.1958
ein zweites Mal (1998)*

Dalí und Gala hatten die feste Absicht, Paris und die anderen Städte des Prunks zu vergessen:

»Ein hartes Leben, ohne Beschönigung und ohne Wein, ein Leben unter dem Licht der Ewigkeit. Die schlaflosen Nächte in Paris, die Lichter der Stadt und der Glanz der Juwelen der Rue de la Paix hatten in diesem anderen Licht keinen Bestand – das umfassend ist, Jahrhunderte alt, karg, heiter und furchtlos wie die klare Stirn der Minerva.« Portlligat sollte zum Ruhepol werden, der Zufluchtsort in Spanien ...

»Wir sprachen vom Alleinsein, von der traumhaften Aussicht, nach Cadaqués zu fahren, um allein zu sein, zu sehen, was sich zwischen uns beiden ereignen würde. Dort unten wollten wir in der Sonne Schutzwälle gegen den Wind errichten, Brunnen graben zum Auffangen von Wasserquellen, Sitzbänke aus Steinen bauen.« 3

Sie bauten an ihrem Haus, so wie man es jetzt vorfindet bis 1971. 41 Jahre! Der Komplex entwickelte sich zu mehrfach in- und aneinander geschobenen kubischen Blöcken, den Bedürfnissen seiner Bewohner entsprechend. Ein Kunstwerk für sich, in dem er und Gala lebten, »die dalínialistischste Sache, die man sich vorstellen kann. Das Haus ähnelt ihm jeden Tag mehr«, stellte Josep Pla, der große katalanische Schriftsteller und Freund Dalís, fest.

Pla (1897 – 1981) schrieb eine eigene Dalí-Historie, nach der die Familie Dalí von einem irischen Colonel Peter O'Daly, der unter Nelson kämpfte, abstammen soll.

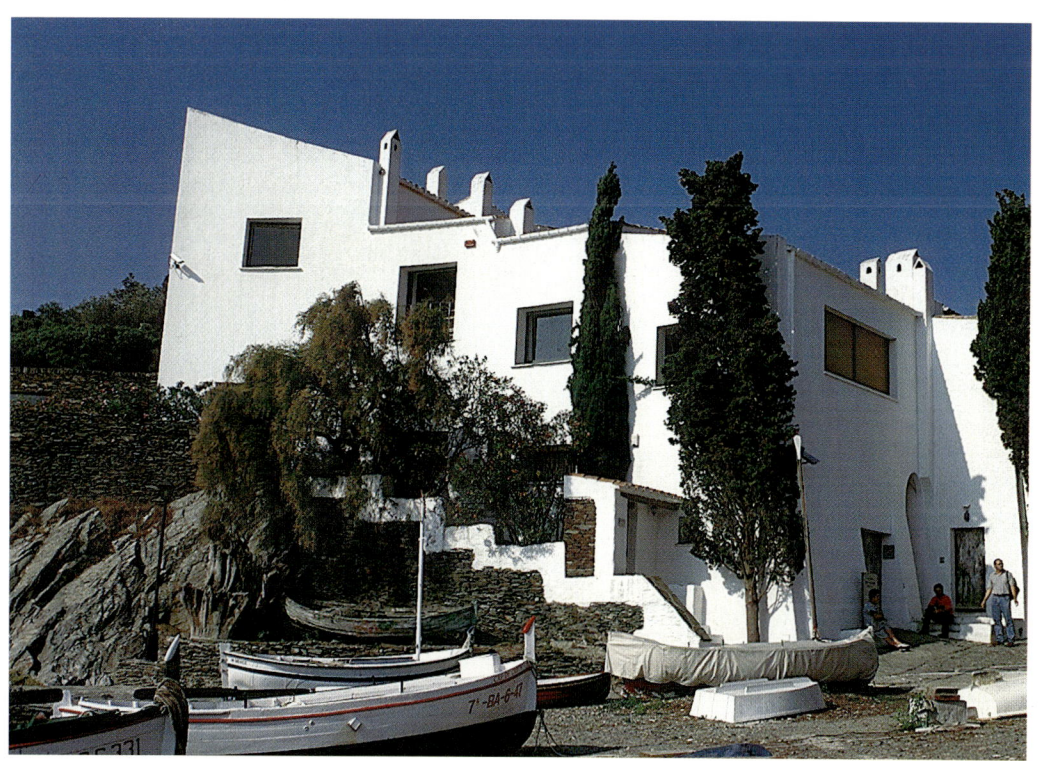

Dalís Haus - »ein Kunstwerk für sich« (1998)

Josef Pla wurde in den deutschsprachigen Ländern mit seinem Buch »Die Autobusreise« (Schönbach Verlag) bekannt. Mit einem alten klapprigen Autobus durchfährt er 1942 seine katalanische Heimat als Beobachter und schreibt darüber. Für jeden, der Katalonien näher kennenlernen will, ist dieses Buch geradezu eine Pflichtlektüre.

Pla, klein und gedrungen, sah wie ein chinesischer Mandarin aus. Er lebte im Sommer auf seinem Landsitz La Bisbal und im Winter in Figueres im Hotel »Emporda« seines Freundes Jaume Subirós. Dalí verehrte ihn als einen der großen Schriftsteller Spaniens, der sich selbst als »Europäer ohne Heldenmut und Tapferkeit« bezeichnete.

Als der spanische Bürgerkrieg begann, verließ Dalí sein Haus und fand es später stark beschädigt wieder vor. Während der Hitlerzeit flüchtete er in die Vereinigten Staaten von Amerika, wo er seinen Ruf als Maler festigen konnte. Erst 1948 kehrte er mit Gala nach Portlligat zurück – und baute weiter.

Aus der Fischerkate von vier mal vier Metern wurde nun der Empfangsraum, in dem der berühmte ausgestopfte Eisbär mit der Lampe aus Fischerreuse, Schmuckketten, Spazierstöcken und Dalís katalanischen Mützen die Gäste begrüßte. Das ineinander gebaute Häuserlabyrinth umfaßte jetzt mehr als 15 Räume, deren Ausstattung größtenteils Gala übernahm. Josep Pla schrieb in »Obres de Museu« 1981 unter anderem: »Die Dekoration des Hauses ist überraschend, außergewöhnlich. Das geeignete Adjektiv könnte sein: nie dagewesen ... Es gibt dort nichts Traditionelles, nichts Geerbtes, nichts Wiederholtes, nichts Kopiertes. Alles ist Teil einer unergründlichen persönlichen Mythologie. Es gibt viele Dinge, deren Bedeutung nur die Besitzer kennen ...«

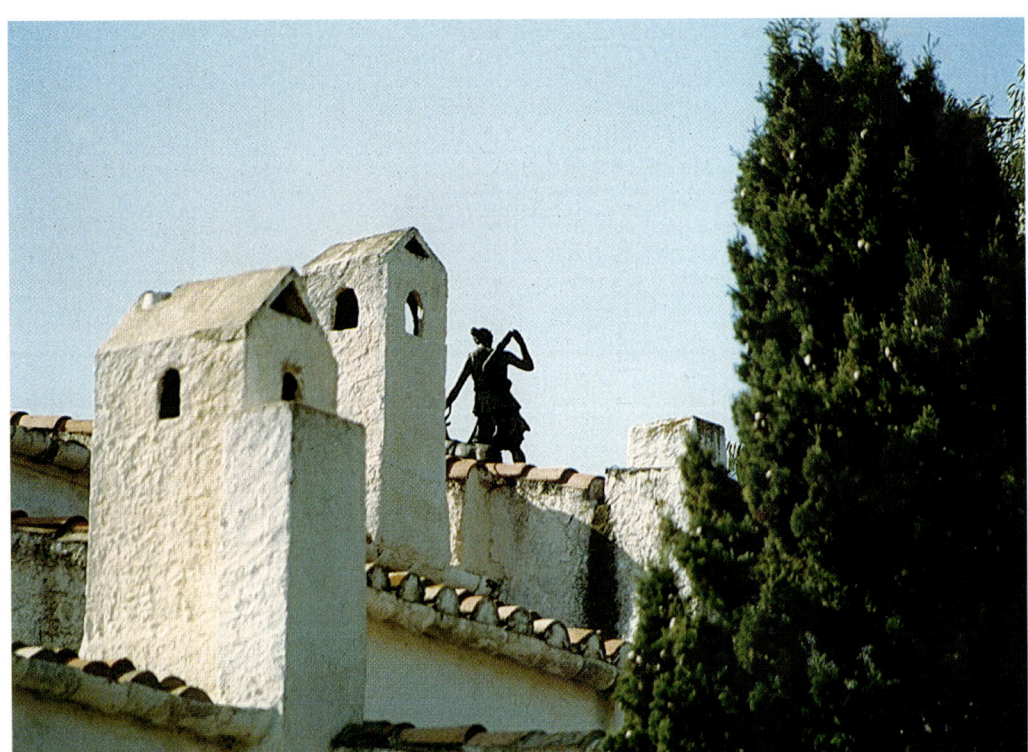

oben:
»Plötzlich lebt man in seinen Gemälden«

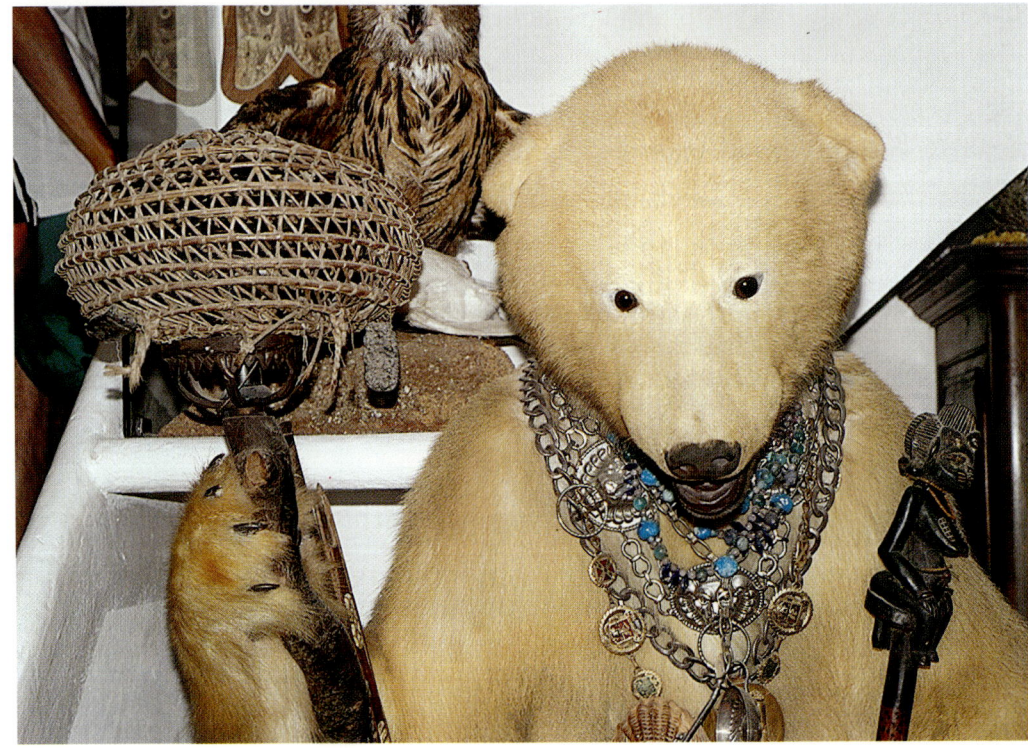

»... der berühmte ausgestopfte Eisbär«

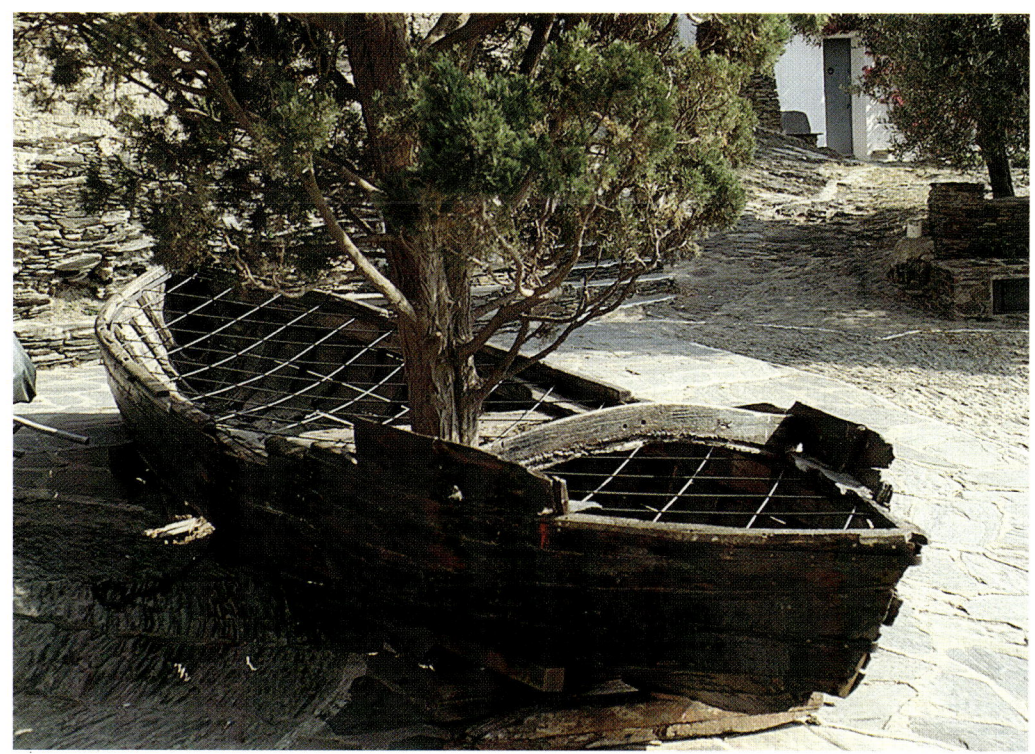

Das »Zypressenboot« (1998)

Die Außenbereiche gestaltete Dalí neu. Teilweise sehen sie immer noch aus, als hätte er sie nach seinen Bildern geschaffen und nicht umgekehrt. Plötzlich lebt man in seinen Gemälden. Da ist die Uhrenkate, das Bild, das Dalí 1954 malte und dem er den Titel *Mittag* (Dalí Museum Saint Petersburg, USA) gab. Das Zypressenboot, aus dessen Mitte der Baum wächst, gleich einem Mastbaum, das im Gemälde *Erscheinung meiner Kusine Carolinetta am Strand von Rosas*, 1934, (Privatbesitz) den Mittelpunkt bildet. Wir sehen den alten Brunnen, der auf seinen Bildern *Die drohende Gefahr*, 1938, (Privatbesitz) und *Bildnis Galas mit zwei Lammkoteletts im Gleichgewicht auf der Schulter*, 1933, (Privatbesitz) dargestellt ist.

Die Türen an der Eingangsfront des Hauses sind bunt bemalt. Dalís Idee war es, die Fischer zu bitten, mit dem Rest der Farben, mit denen sie ihre Boote frisch angestrichen hatten, die Türen zu bemalen, denn so bekäme er Farbinspirationen, von den »besten abstrakten Gemälden, die je kreiert wurden«.

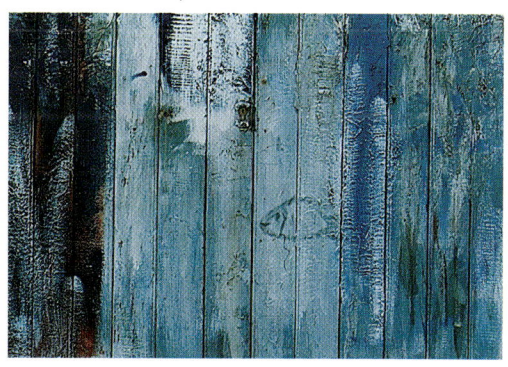

Haustür für Farbinspirationen

Ein Innenhof des Hauses wird von einem Swimming Pool in der Form eines Penis dominiert. Es ist eine der letzten Bauten, die Dalí vornahm, und man könnte annehmen, daß ihn sein Gemälde *Schwäne spiegeln Elefanten*, 1937, (Privatbesitz) zur Ausgestaltung inspirierte.

Da ist zunächst die zentrale, sich windende Baumgruppe, die wir im Übergang vom Patio zum Swimming Pool wiederfinden. Da sind die Schwäne, die wir am Rande des Pools entdecken, in Erinnerung an die Schwäne, die früher in der Bucht von Cadaqués schwammen und die bei Festlichkeiten mit brennenden Kerzen gekrönt wurden. (Diese befinden sich ausgestopft im Innern des Hauses.) Und da sind die Elefanten, für deren Schädel sich Dalí besonders interessierte. Einige sind in seinem Haus, aber er wollte 3.000 Elefantenschädel »über die gesamte planetarische Geologie von Portlligat verstreuen«, denn diese Knochen wären »das angemessenste für die pflanzenlosen Felsen«.

Hier im Bereich des Swimming Pools fanden seine großen Feste und Happenings der Hippiezeit statt. Die Einsamkeit wich für einige Jahre ausgefallenen erotischen Gelagen, wobei Dalí meistens als »Regisseur«, vor allem aber als Voyeur teilnahm. Gala amüsierte sich derweil mit anderen Freunden.

Beide bemühten sich, ihr wahres Alter zu verdrängen. Dalí versuchte mit derartigen Aktionen den Alltag zu vergessen und Gala glaubte, mit der Bekanntschaft jugendlicher Männer den Alterungsprozeß aufhalten zu können. Als kranke Frau wurde Gala zunehmend hysterisch. Als kranker Mann schwärmte Dalí nur noch von Amanda Lear, mit der er eine platonische Zweitehe eingehen wollte. Er sympathisierte mit der Einführung der Monarchie und träumte von Adelstiteln.

Diese Ehre wurde Dalí zuteil, als im August 1981 die königliche Yacht in der Bucht von Portlligat ankerte. König Juan Carlos und seine Gattin besuchten ihn. Später bekam er die höchste Auszeichnung Spaniens, das Großkreuz des Ordens Karls III., und er durfte sich Marquis de Púbol nennen.

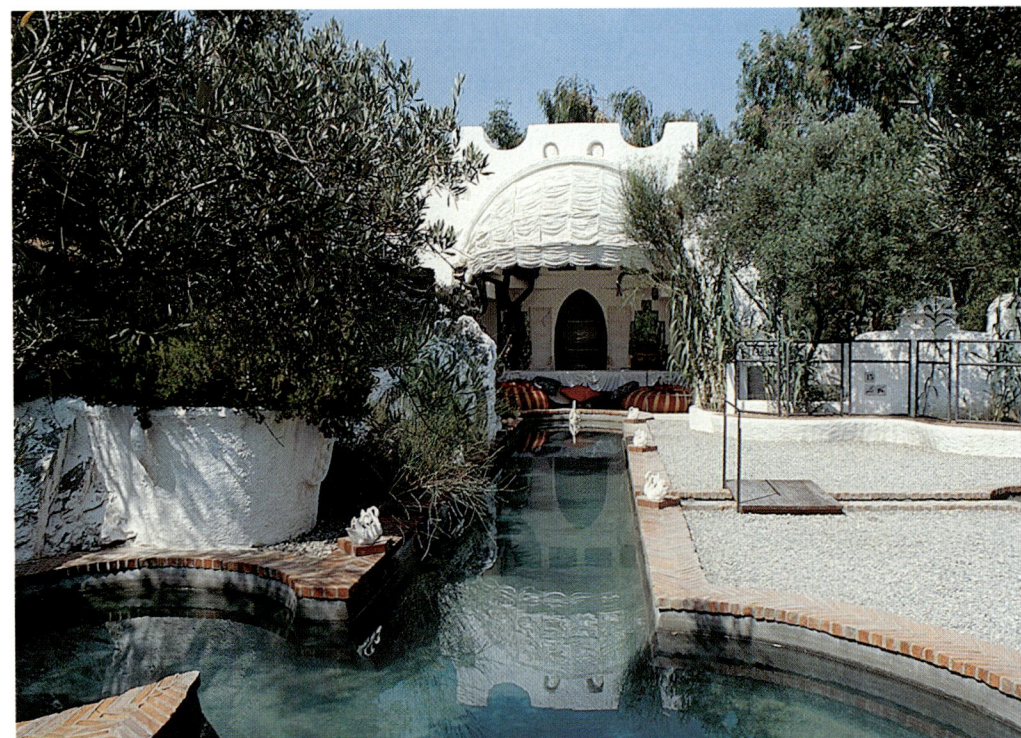

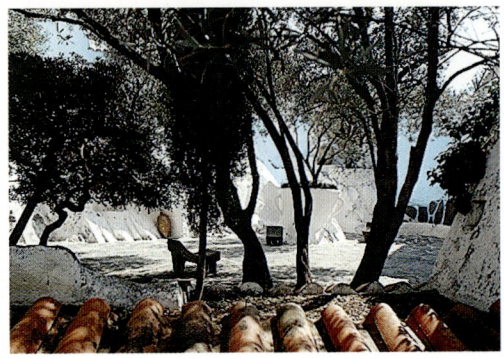

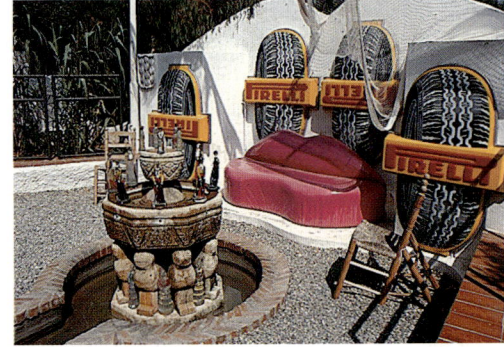

oben: *Swimmingpool in Form eines Penis*

»... sich windende Baumgruppe...«

»... im Bereich des Swimmingpools fanden seine großen Feste statt ...«

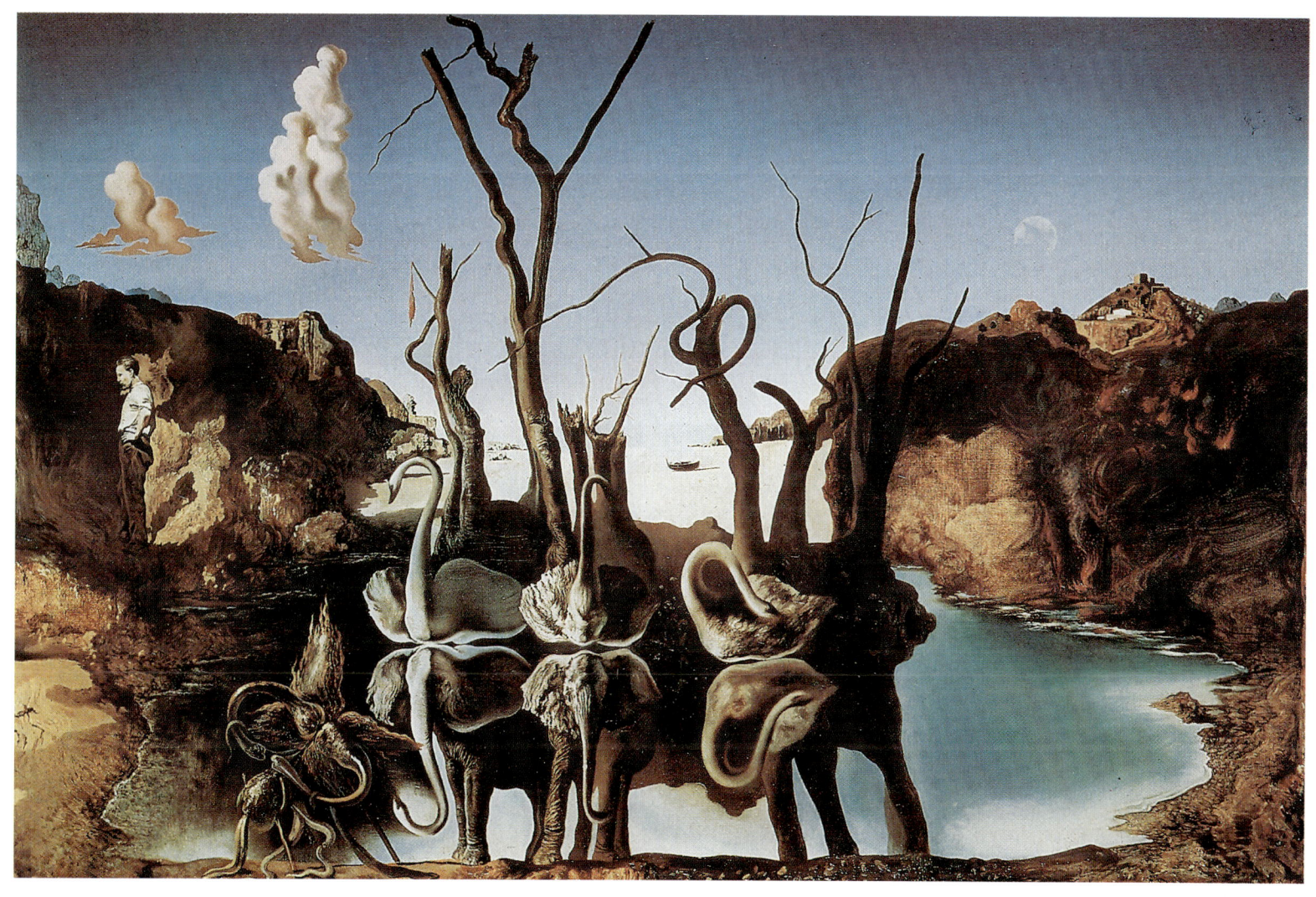

»Schwäne spiegeln Elefanten« (1937)

Gala, die sich meistens im Schloß Púbol auf-
hielt, kam ab und zu nach Portlligat. Hier brach
sie sich am 24. Februar 1982 einen Oberschen-
kelknochen. Sie wurde stationär in Barcelona
behandelt. Ihr Zustand verschlechterte sich.
Man brachte sie zum Sterben nach Portlligat,
wo sie im Bett neben ihrem Mann mit Blick
zum Cap de Creus, am 10. Juni 1982 starb.

Gala wollte auf ihrem Schloß Púbol bestattet werden. Man errichtete eine Doppelgruft
im unterirdischen Gewölbe. Nach spanischem
Recht durfte man aber keinen Leichnam ohne
richterliche Einwilligung transportieren, und

eine Bestattung auf Privatgrund war nicht
erlaubt. Um vorerst allen behördlichen Maß-
nahmen zu entgehen, zog man die tote Gala
aus, wickelte sie in ein weißes Tuch, setzte sie
auf den Rücksitz des Cadillacs und fuhr sie in
Begleitung eines Chauffeurs und einer Kran-
kenschwester nach Púbol. Wäre der Wagen
angehalten worden, so hätte man sich damit
gerechtfertigt, daß sie soeben auf dem Weg ins
Krankenhaus gestorben sei.

Nach dem Tod Galas verließ Dalí für immer
Portlligat und zog für einige Jahre in das Schloß
Púbol.

PARANOISCH KRITISCHE METHODE

Neben dem Licht Ampurdáns hat Dalí die Felsen dieser Küstenlandschaft besonders geliebt. Das schroff herabstürzende Gestein um das Cap de Creus und die spitz aus dem Wasser ragenden oder schwerfällig vor den Buchten daliegenden Inseln inspirierten ihn.

»Aber abgesehen von der Ästhetik dieser großartigen Landschaft war in der Körperhaftigkeit des Granits selbst jenes Prinzip paranoischer Metamorphose verstofflicht ... Müßte man diese Felsen unter dem Gesichtspunkt der Gestalt mit irgend etwas anderem vergleichen, so böten sich Wolken an, durch eine Katastrophe zertrümmerte, versteinerte Haufenwolken. Alle in der Vielfalt ihrer zahllosen Unregelmäßigkeiten angelegten Bilder tauchen nacheinander und abwechselnd auf, je nachdem, welchen Standort man einnimmt. Dies ist so objektivierbar, daß die Fischer der Gegend seit undenklichen Zeiten jeder dieser imposanten Felsanhäufungen Namen gaben – Kamel, Adler, Amboß, Mönch, tote Frau, Löwenkopf.

Fuhren wir aber langsam in einem Ruderboot vorbei ... , so verwandelten sich all diese Bilder ... Die 'Regung' der Formen dieser bewegungslosen Felsen beobachtend, dachte ich über meine eigenen Felsen nach, diejenigen meines Denkens. Ich hätte sie gerne so wie jene äußeren gehabt – relativ, wechselnd mit der kleinsten Standortveränderung im Raum des Geistes ...« [3]

Die sich »bewegenden Felsenbilder« spielten eine große Rolle, denn seine überschäumende Phantasie sah er im »Realen« bestätigt.

Er entdeckte die verborgenen Bewußtseinsschichten der Psychologie von Sigmund Freud. Seine Halluzinationen und zum Teil auch Zwangsvorstellungen verstand er wie kein zweiter bildnerisch umzusetzen, in die Tiefe und Weite der ampurdanischen Landschaft zu stellen, zu den Felsen am Meer, egoistisch, damit sein eigener »Kopf-Fels« sich wandeln sollte, wie die Zeit der zerfließenden Uhren.

Dalí tat sich von jeher schwer, seine von ihm erfundene »Paranoisch kritische Methode« auszulegen: »Einige baten mich wirklich, sie über die paranoisch-kritische Methode aufzuklären ... Aber ich gestehe, daß ich damals selbst nicht genau wußte, woraus diese berühmte, von mir erfundene paranoisch-kritische Methode bestand. Sie 'überstieg mein Fassungsvermögen', und wie alle wichtigen Dinge, die ich 'begangen' habe, begann ich sie erst ein paar Jahre, nachdem ich ihre Grundlage gelegt hatte, zu begreifen.« [3]

Es war einfach die Eroberung des Irrationalen, des Unterbewußtseins, des Traumes, in die er wie kein anderer Maler eingedrungen war. Mit Hilfe des Surrealismus näherte er sich einer Wieder- und Weitergabe seines geistig Erlebten in »kritischer« Beobachtung. Diese Kunstrichtung erlaubte es, »die kreativen und bildlichen Kräfte des Geistes an ihren Quellen im Unbewußten anzuzapfen und die Gesellschaft zu ändern, indem sie die Menschen durch Gegenüberstellung mit ihrer wahren Natur zwingen, sich selbst zu erkennen«, schrieb 1980 Simon Wilson im Katalog der Londoner Dalí-Retrospektive.

Dalí wählte zwar die surrealistische Kunstrichtung als Mittel zum Zweck. Aber es trifft nicht auf ihn zu, was der ehemalige Kunstkritiker John Canaday von der »New York Times« schrieb: »... Das grundlegende Paradox der surrealistischen Malerei ist, daß jede Einzelheit jedes präzise dargestellten Bildes ... unweigerlich existiert, aber gleichzeitig nicht existieren kann, weil es außerhalb des möglichen liegt!«

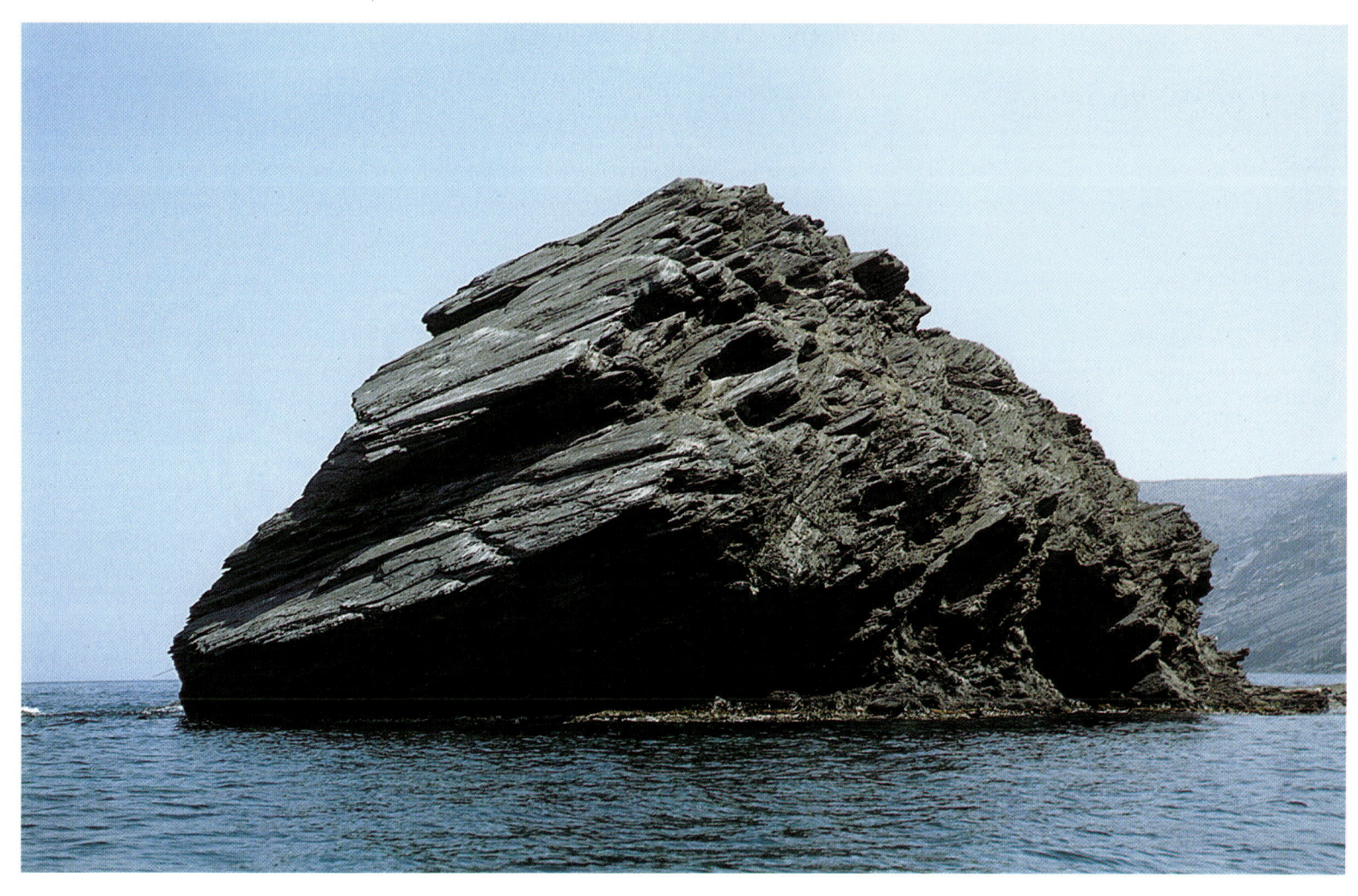

Cururucue-Felsen

Für Dalí lag das Unmögliche im Möglichen, denn nach einer Feststellung des griechischen Philosophen Parmenides (ca. 500 Jahre v. Chr.) »kann nichts gedacht werden, was nicht existiert oder existieren könnte«.

(Dachte Dalí bei seinem ersten Paris-Aufenthalt nicht schon an ein »tastbares Kino«, das durch die virtuelle Computertechnik Ende des 20. Jahrhunderts verwirklicht wurde?)

Dalí sagte stets, daß das einzige, was ihn von Verrückten unterscheide, die Tatsache sei, daß er nicht verrückt sei.

»Salvador Dalís Werk spiegelt die intensive Beschäftigung des Künstlers mit dem Freudschen Begriff des Unbewußten im Bereich der Darstellung wider. (Dalí begegnete Freud im Jahre 1938.) Banalitäten wie die alltäglichen Beschäftigungen werden wichtige Bestandteile eines halluzinatorischen Dramas. Ödipuskomplexe, Wahnvorstellungen aus der Kindheit mischen sich in seinen vielgestaltigen Landschaften der Gegenwart, um eine verwirrende und vieldeutige Atmosphäre zu schaffen. Nun schaltet Dalí sich ein, er macht sich unsere Ängstlichkeit zunutze und unterbricht den glatten Ablauf der gewohnten Wirklichkeit.« [5]

Und diese »gewohnte Wirklichkeit« sind beispielsweise die Felsen. Das Felsdreieck, das am Eingang zur Bucht von Cadaqués aus dem Meer ragt, »Cururucue« genannt, ist in so vielen Bildern enthalten, daß es bereits zu einer Art Signatur Dalís geworden ist. Für den Betrachter wird es zu einem Fixpunkt, zum ersten Blickfang, der ihn fast schon hypnotisiert, sein Gehirn »leer« macht, um das eigentliche Motiv aufnehmen zu können.

Besonders beeindruckend ist in dieser Beziehung das Gemälde *Galas Christus* von 1978 (Privatbesitz). Der dreieckige Fels stößt aus der Ruhe des Meeres in den Himmel und weist zu dem schwebenden Christus am Kreuz. (Es ist eines seiner stereoskopischen Spiegelbilder, denen er den Namen »Metaphysischer Hyperrealismus« gab.)

»Galas Christus« (1978)

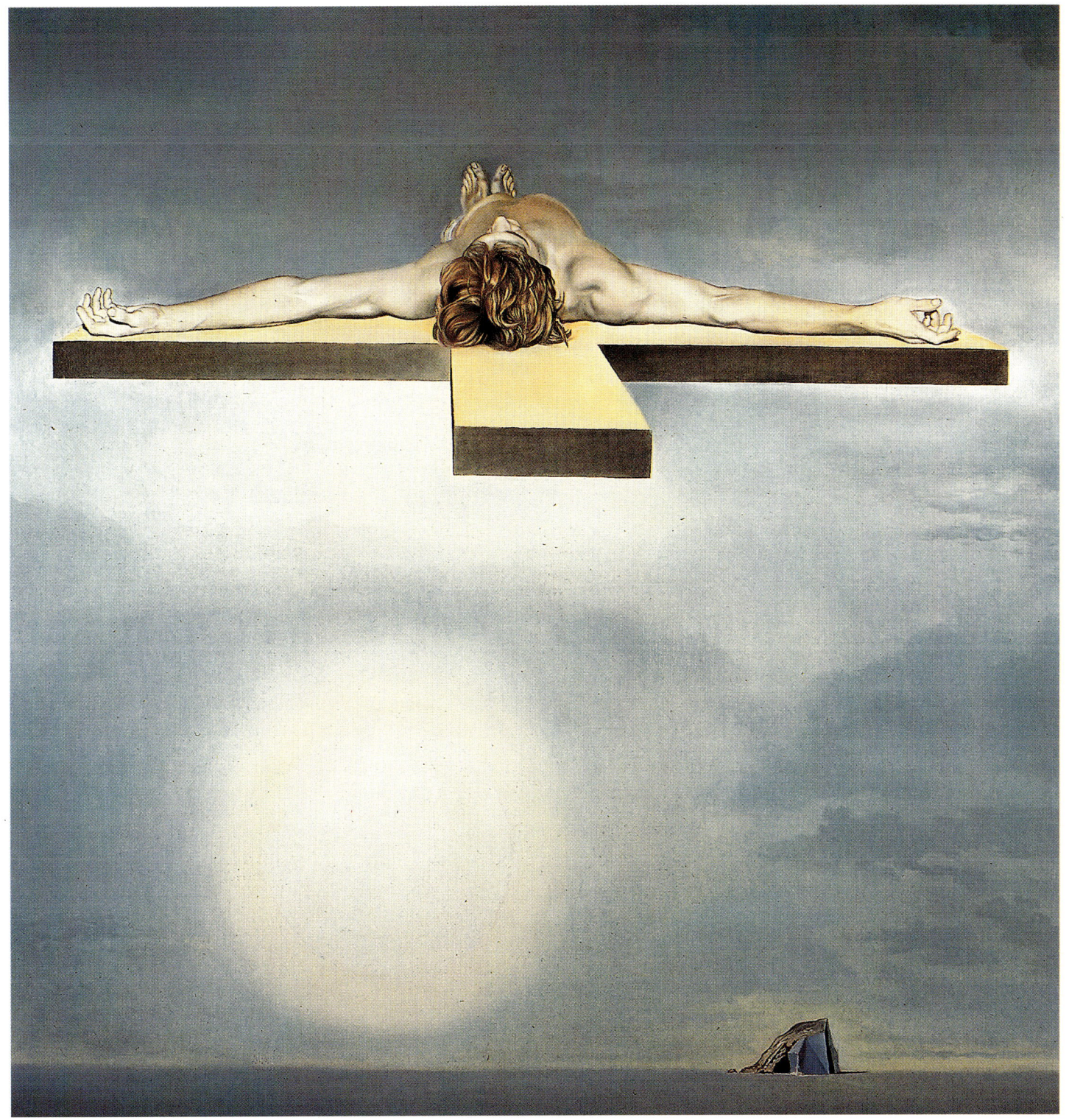

Erstmals malte er dieses Felsstück in seinem »Nur«-Landschaftsbild von 1920 unter dem Titel *Einfahrt der Bucht von Cadaqués*, gesehen vom Haus der Familie Pitchot.

Dominierend ist dieses Felsdreieck auch in den Bildern *Geburt einer Gottheit*, 1960, (Privatbesitz), *Traum, verursacht durch den Flug einer Biene um einen Granatapfel, eine Sekunde vor dem Aufwachen*, 1944, (Fondazione Thyssen-Bornemisza), *Schlafende Frau in einer Landschaft*, 1931, (Peggy Guggenheim Collection) oder in dem Gemälde *Rhinozerotische Gestalt des Illios von Phidias*, 1954, (Privatbesitz).

Bemerkenswert ist das Bild *Beständigkeit der Erinnerung*, 1931, (The Museum of Modern Art, New York), das die berühmten fließenden Uhren vor dem Hintergrund der »beständigen« Felsen zeigt (Bucht von Portlligat).

Erwähnt werden müssen in diesem Zusammenhang auch die Bilder *Paranoisch kritische Einsamkeit*, 1935, (Privatbesitz) oder *Das Fossile Automobil von Kap Creus*, 1936, (Sammlung G.E.D. Nahmad).

Felsdurchbrüche verleihen dem Ölgemälde *Napoleons Nase, verwandelt in eine Schwangere, die melancholisch seinen Schatten zwischen Originalruinen spazierenführt*, 1945, (Sammlung G.E.D. Nahmad) eine spektakuläre Dramatik. Auch hier darf die dreieckige Felskuppe nicht fehlen.

Eine andere Felsformation zeigt das um Cap de Creus typische durchlöcherte Gestein, das er im Bild *Das Rätsel der Begierde*, 1929, (Staatsgalerie moderner Kunst, München) als Motiv verwendete. Winzig klein hingegen, kaum auffallend ist der bekannte dreieckige Fels, der durch den linken Durchbruch sichtbar wird.

Inspiriert durch einen Felsen am Cap de Creus, dem die Fischer den Namen des Schlafes gaben, entstand 1937 sein Gemälde *Der Schlaf* (Privatbesitz), das in mehrfacher Hinsicht zu den interessantesten Bildern seiner surrealistischen Darstellung der paranoisch kritischen Methode zählt. Das schlafende Felsgesicht wird durch Krücken gestützt. Dalí: »Idee, daß, um den Schlaf zu ermöglichen, ein Krückensystem für das psychische Gleichgewicht nötig ist –

wenn nur eine davon fehlte, würde das Erwachen ausgelöst ...« Auf der linken Seite erkennt man gestaffelt ineinander gebaute Häuser, die sich als Dreiecksfelsen »Cururucue« der Bucht von Cadaqués zu erkennen geben.

»Tagsüber suchen wir unbewußt die verlorenen Bilder der Träume ...«, sagte Dalí.

»Die surrealistische Genese der paranoisch kritischen Methode ist im Traum verwurzelt. Wenn die Surrealisten ihre Träume erzählen, dann stoßen sie mit ihrer Absicht, ihr 'Irrationales' (Traum, Wahnideen usw.) zu begreifen und mitzuteilen, auf die Subjektivität des Phänomens. Sie erreichten nicht den Traum, sondern nur dessen Erzählung. Dalí gelingt es mit seiner paranoisch-kritischen Methode, diese Traumbilder vor der Erzählung auf eine von allen feststellbare Realitätsebene zu bringen, denn es gibt die Wahrnehmung der äußeren Welt. 'Es liegt in seiner Kraft (des Paranoikers), die Realität seiner Impression den anderen mitteilen zu können!'« (André Breton)[6]

Typische Felsbildung am Cap de Creus

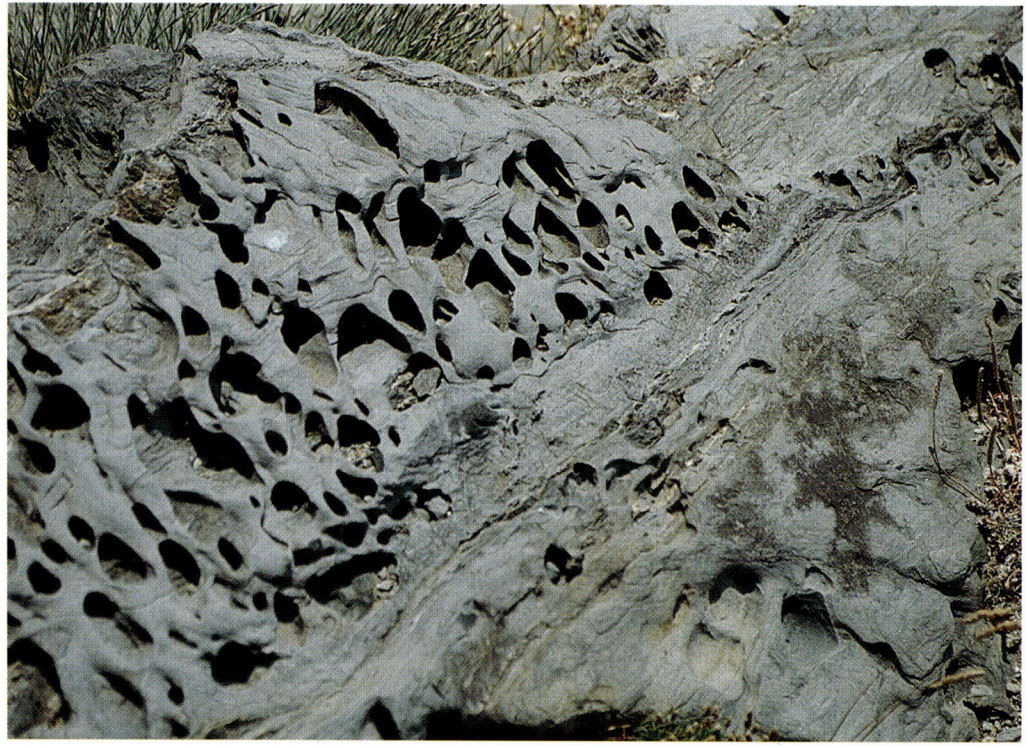

48

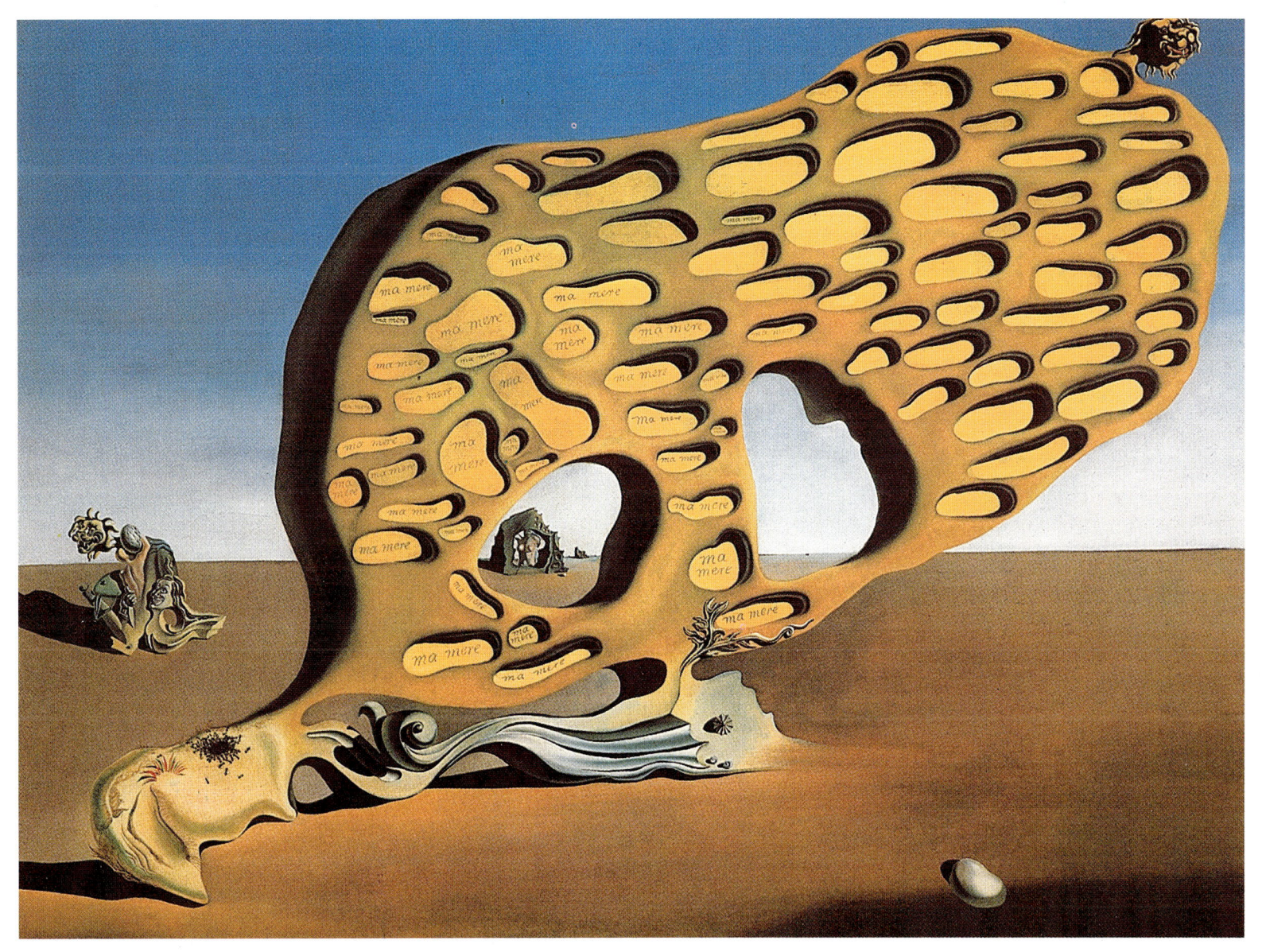

»Das Rätsel der Begierde« (1929)

EROTISCH UND NEKROPHIL

Das Ampurdán wird nicht nur von einer fruchtbaren Ebene, von Buchten und Stränden, von Bergen und Schluchten beherrscht, sondern auch von seltsamen Türmen, die an Zypressen emporzuwachsen scheinen. Oftmals unheimlich, bedrohlich, mahnend.

Aus Dalís Werken sind Zypressen und Türme nicht wegzudenken.

Die Zypressen gehen auf Dalís Kindheitserlebnisse zurück. Sie führen uns zum Anwesen der Familie Pitchot, wo er in die Zypressen zerknüllte Briefe seiner »Geliebten« steckte, die in der Nacht wie Totenschädel aussahen. Diese Erinnerung spielt wohl bei dem Gemälde *Phosphen von Laporte*, 1932, (Sammlung André-François Petit, Paris) eine Rolle.

Auf dem Ölgemälde *Masochistisches Instrument*, 1933/34, (Privatbesitz) entdecken wir rechts eine Zypresse, in der ein Stab steckt, während auf der linken Seite aus einem turmähnlichen Fenster ein weiblicher Halbakt zu sehen ist, der mit spitzen Fingern eine zerfließende Geige aus dem Fenster hält. Hier erinnert sich Dalí an das Lindenblütenpflücken in der »Muli de la Torre«, wo ihn der Busen einer Bäuerin faszinierte. Die Geige wurde häufig als erotisches Symbol (die Frau als Instrument, auf dem man spielen kann) gedeutet, mit deren Zerfließen Dalí seine Impotenzängste kennzeichnet. Die Zypresse, aufstrebend, hoch, potenzinspirierend, wird mit dem Stab »getötet«.

Ein anderes Bild aus dem Jahre 1936, *Zeichen der Angst* (Privatbesitz), scheint das gleiche Turmfenster zu zeigen, jedoch steht die vollbusige Nackte davor und sieht zu einer hohen Zypresse empor, als hätte sie Dalís heimliche Erektion entdeckt, die durch ihren Körper hervorgerufen wurde.

Dalís Zypressen führen uns aber auch zurück zur Schulzeit, wo er während des Unterrichts vom Fenster aus die Tageszeiten vom Farbenspiel auf den Bäumen ablas.

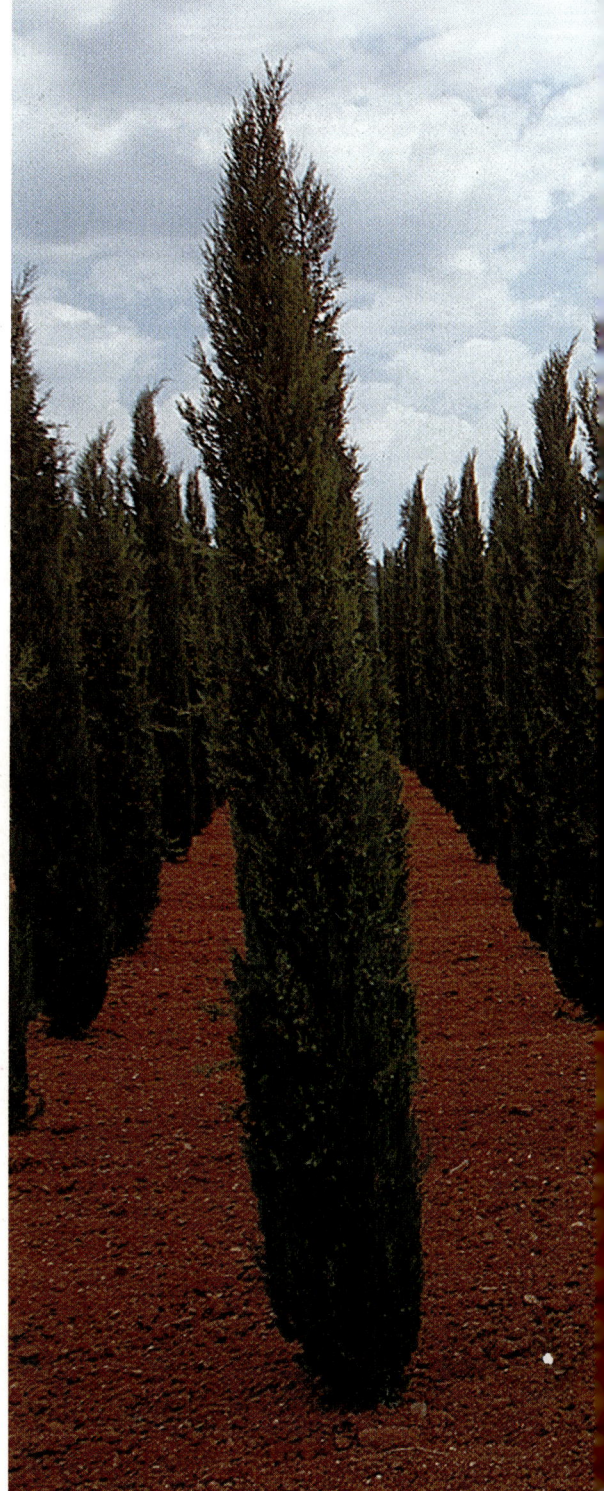

Zypressenhain bei Púbol

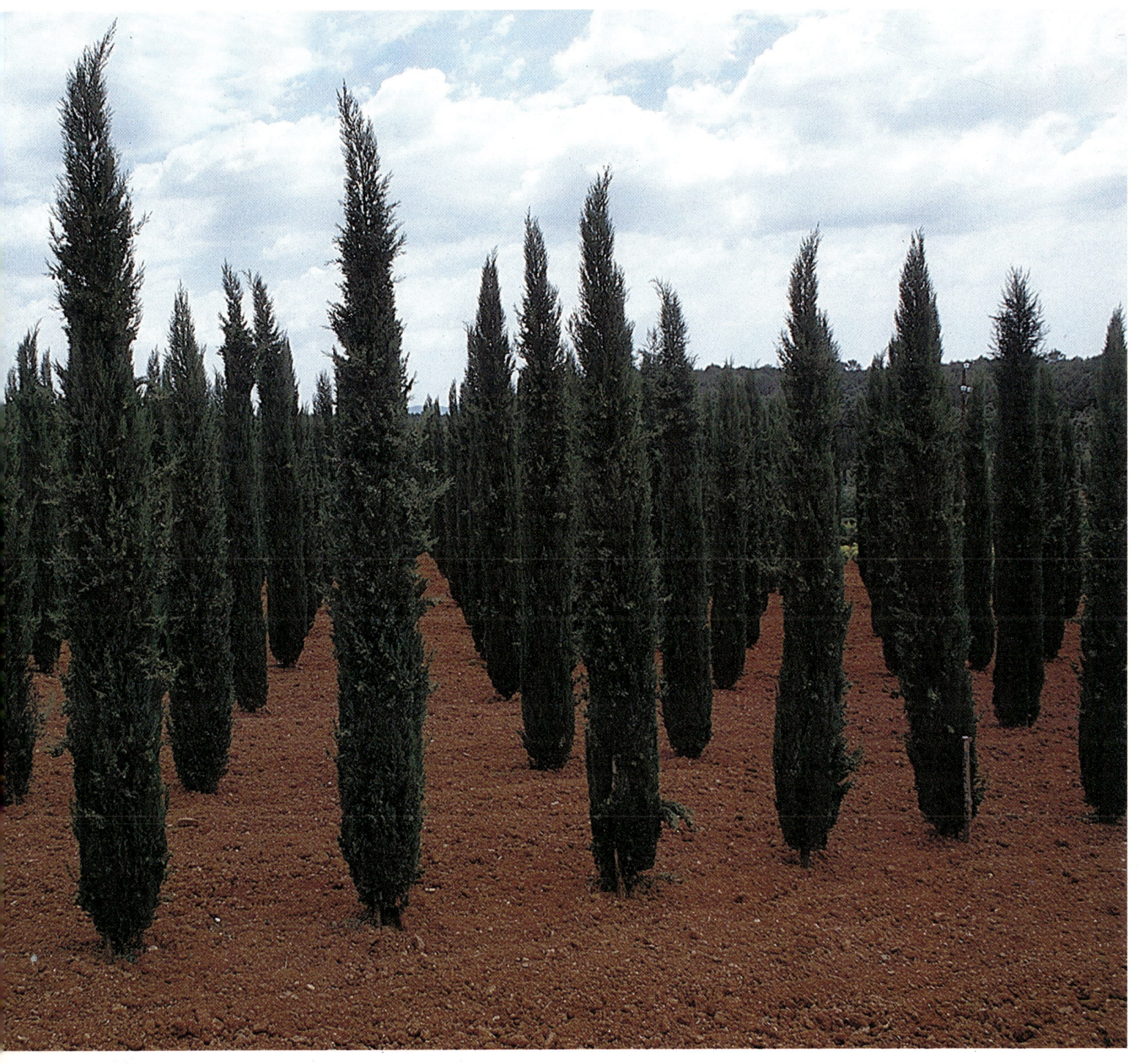

Zypressen hatten für Dalí auch einen nekrophilen Charakter – ein Zusammenhang, in den sie bereits Arnold Böcklin mit seinem berühmten Gemälde »Toteninsel« gestellt hatte. Dalí sah dieses Gemälde erstmals im Original bei seinem ersten Aufenthalt in den Staaten 1934/35 im Metropolitan Museum von New York und ließ sich von diesem Symbol zu vielen seiner Bilder inspirieren. *Das wahre Bild der 'Toteninsel' von Arnold Böcklin zur Stunde des Angelos*, 1932, (von der Heydt-Museum, Wuppertal) oder *Der Todesreiter*, 1935 (Sammlung André-François Petit, Paris), sind Zeugnisse dafür. Diese Malerei Böcklins, so schrieb Dalí in einem Essay von 1936, bewundere er wegen ihres »erstklassigen Nekrophilismus«, dem »klaren, tiefenschwangeren Leichenwasser«, ihrer »durch ihre statische Festigkeit und grabesdüstere Gewittrigkeit bedrohliche Mauer« und ihrer »kolossalen deutschen Zypresse«.

In diesem Gemälde sehen wir auch einen Turm im Abendlicht, der einem Turm im Gebirge zwischen Roses und der Bucht von Cala Montjoi sehr ähnlich sieht.

Türme haben für Dalí eine durchaus erotische Bedeutung. In der Pastell-Zeichnung *Der rote Turm*, 1930, (Sammlung Edwing A. Bergmann, Chicago) stellt er ihn als Phallus dar.

Der Turm ist aber auch Kindheitserinnerung an die »Muli de la Torre« und an das mehrstöckige Elternhaus:

»Seit meiner frühen Kindheit trachte ich danach, oben zu sein ... von da oben (unser Haus war eines der höchsten in Figueres) beherrschte ich die Stadt und überblickte die Umgebung bis zur Bucht von Rosas ... Was heißt das, die Höhe? Genau das Gegenteil von Niedrigem! ....

Was ist das Niedrige, wenn nicht das Chaos, die Masse, die Kumpanei ... die Anarchie. Das Niedrige ist die Linke. Das Erhabene ist die Rechte, wo die Monarchie, die Hierarchie, die Kuppel, die Architektur und die Engel angesiedelt sind ... Der Anblick eines Turmes übte auf mich eine unwiderstehliche und subtile Anziehungskraft aus.« [7]

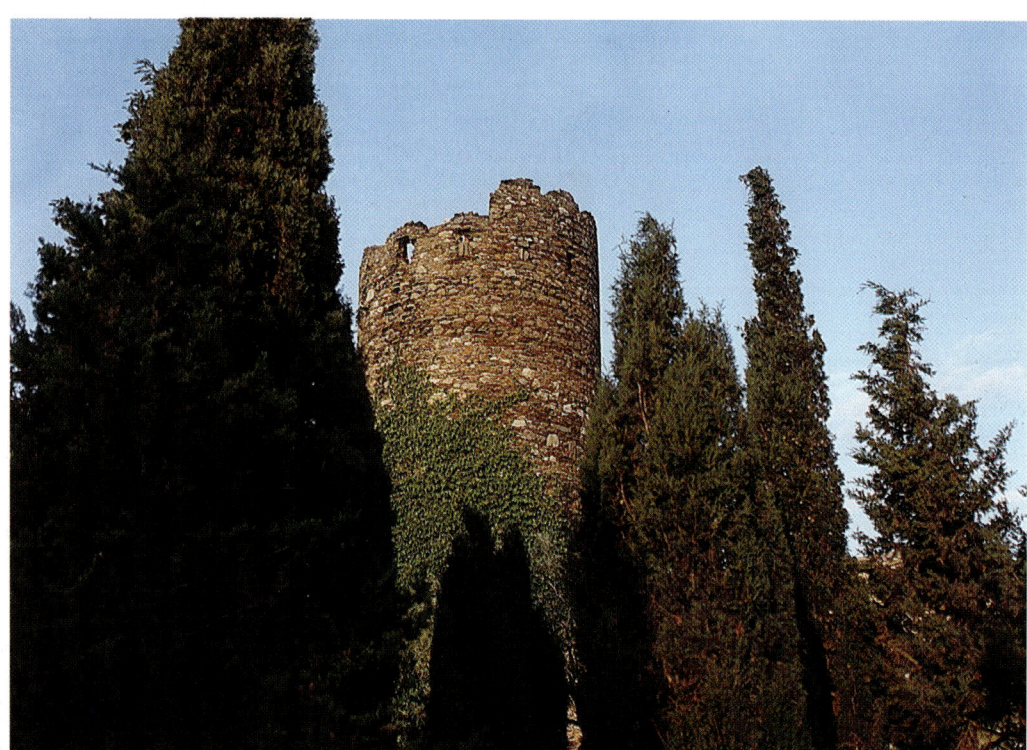

»Turm im Gebirge zwischen Roses und der Bucht von Cala Montjoi«

Wohl einen seiner höchsten Türme malte er in dem Ölgemälde *Der Turm*, 1934, (Kunsthaus Zürich).

Ähnliche Türme, umrahmt von Zypressen, entdecken wir wieder in den Bildern *Der Eierkuchen*, 1934, (Sammlung G.E.D. Nahmad, Genf), in *Der Traum kommt näher*, 1931, (Reynold Morse, Dalí Museum St. Petersberg, Florida) und in dem Gemälde *Landschaft mit rätselhaften Elementen*, 1934, (Privatbesitz). Vielleicht nahm Dalí dabei den Turm von St. Iscele zum Vorbild.

Türme und Zypressen, hochstrebend wie Dalís Phantasien, in denen Erotik Tod und Tod neues Leben bedeutet.

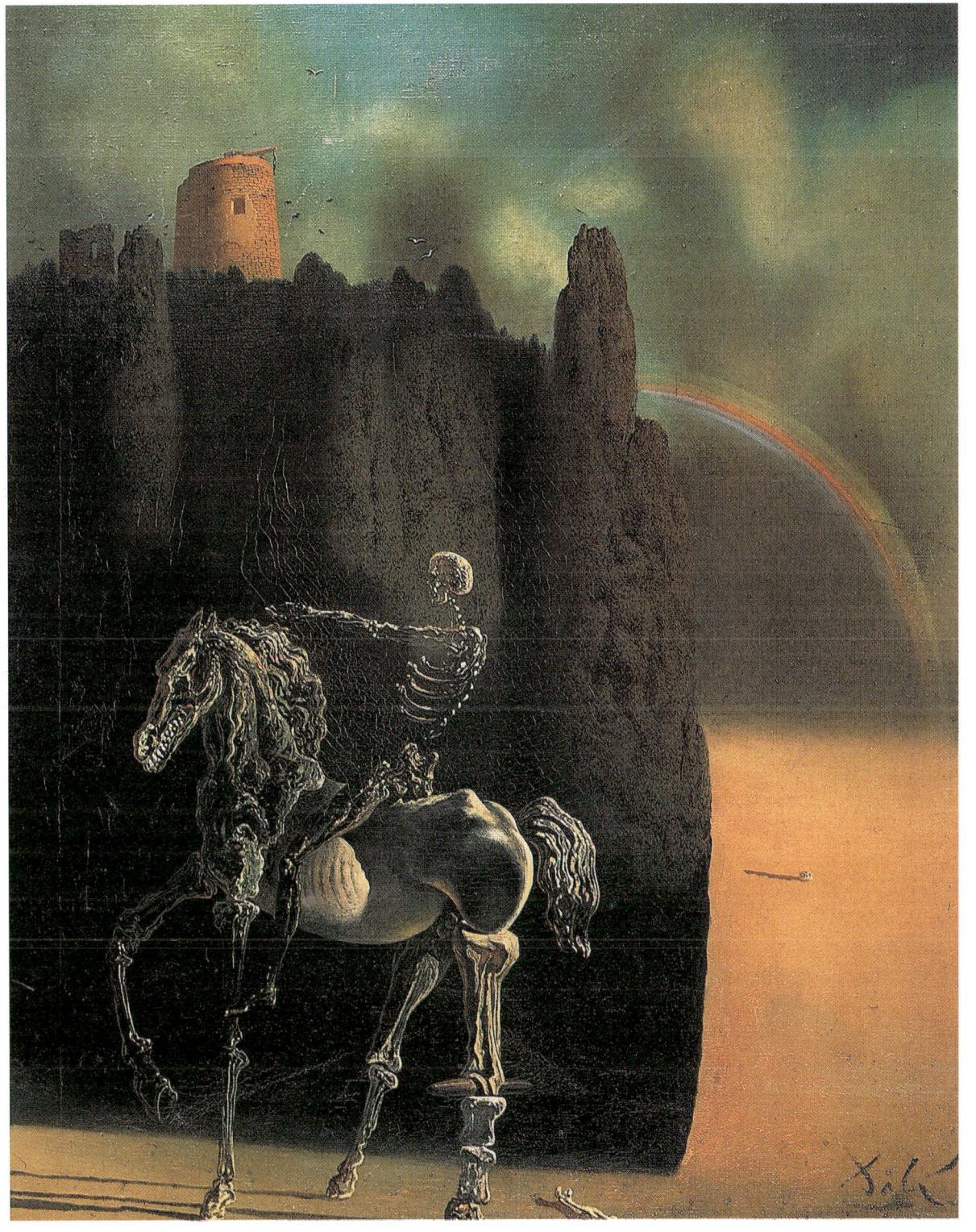

»Der Todesreiter« (1936)

ANGST VOR DER ANGST

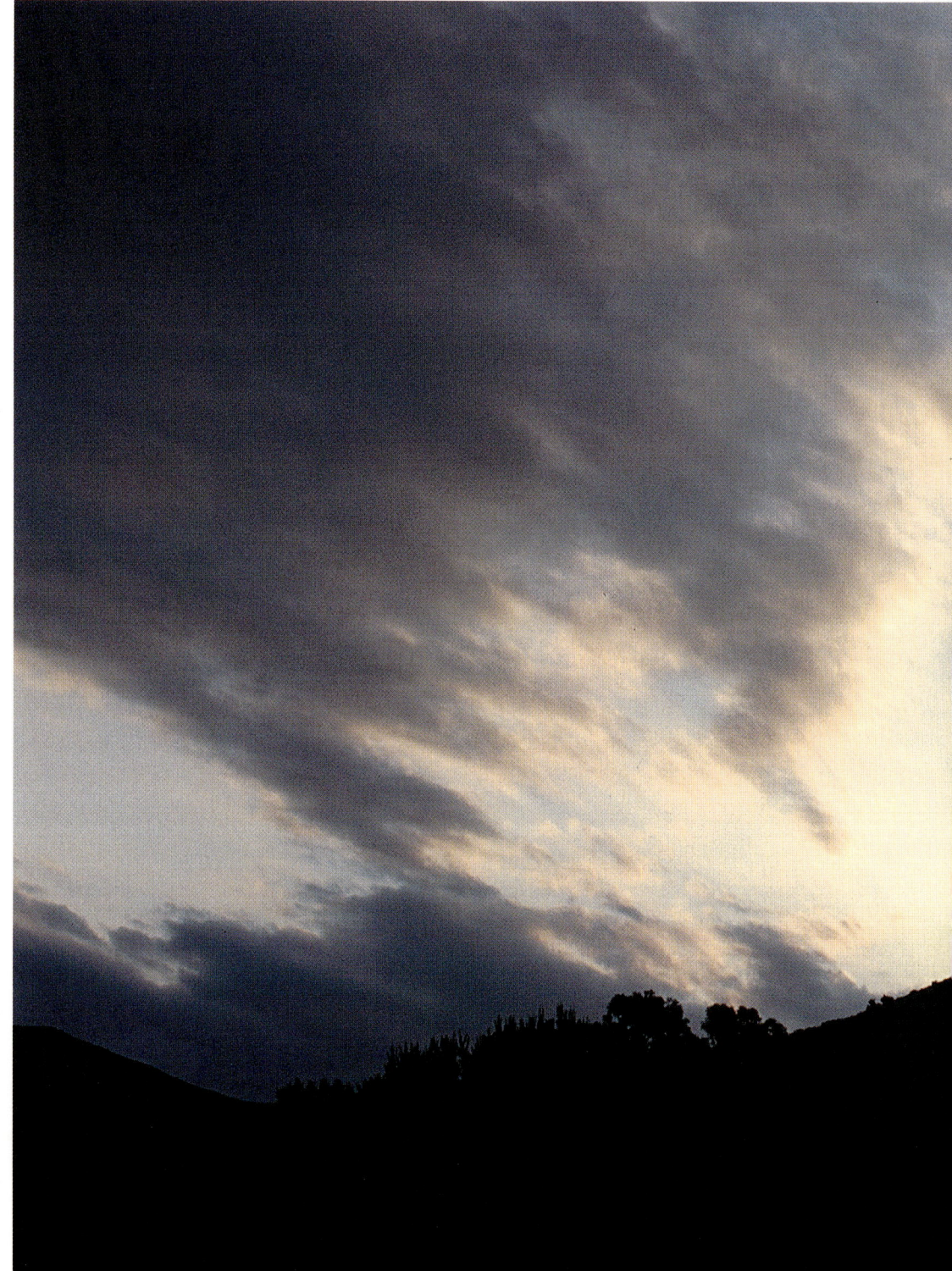

Mit der ihnen angeborenen Ironie deuten die Menschen im Ampurdán ihre eigenen »Verrücktheiten«, meistens aber diejenigen anderer.

»Er hat zuviel Tramontana abbekommen«, sagte mir Francesc Vergés mit zusammengekniffenen Augen. Er müßte es eigentlich wissen, denn er war jahrelang Dalís Bankdirektor und später der Generalsekretär der Fundacio.

Die Tramontana, so bezeichnet man diesen unheimlichen Wind, der heulend wie ein Wolf, stark wie ein Stier, flehend wie ein Sterbender, säuselnd wie eine Frau und verführerisch wie der Teufel von den Pyrenäen heruntersaust und den Menschen den Kopf verdreht.

Dieser Wind hält sich nicht an Jahreszeiten und kann wochenlang unbarmherzig über das Land fegen. Ich habe in den Bergen zwischen Roses und Cadaqués die Tramontana erlebt, die mir jeden Atem nahm, die Augen blind machte und die Ohren taub. Die wenigen Wolken zerfetzte die Tramontana in Sekunden, sie schien die Menschen himmelwärts zu heben.

»Wenn man Pech hat, nimmt der Wind einem alle fünf Sinne«, meinte Francesc Vergés.

»Die wenigen Wolken zerfetzen die Tramontana...«

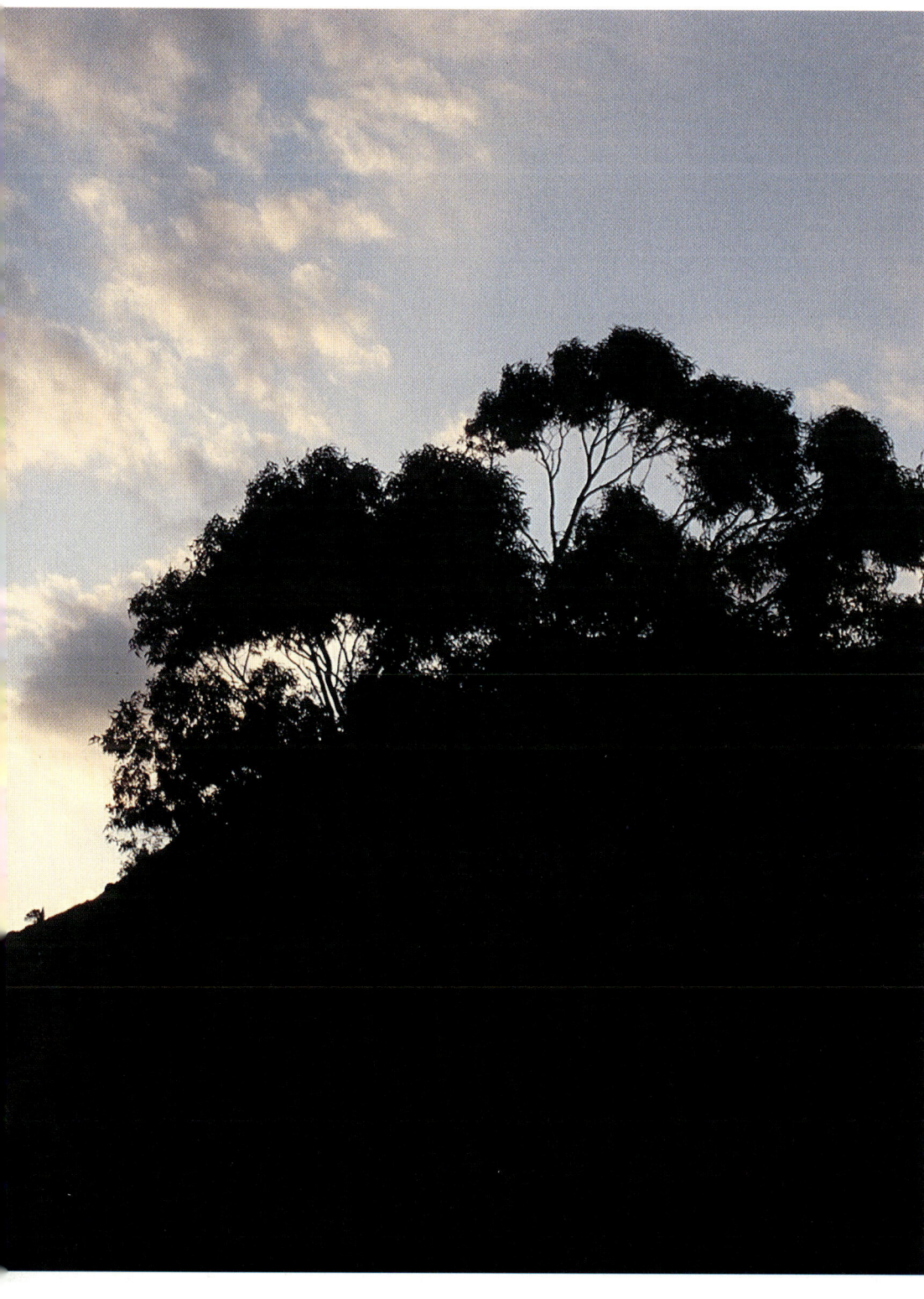

Während der Tramontana-Zeit werden immer noch die meisten Selbstmorde verübt. In Cadaqués hingen die Selbstmörder sich früher an den Bäumen hinter der Kirche auf. Seltsame Bräuche entwickelten sich während des Windes. Die Fischer banden riesige, lebende Hummer an die Altäre der Kirchen und beobachteten, wie sich die Scheren der Tiere beim Klang der Orgel im Kerzenschein bewegten.

Man fühlt es, wenn die Tramontana »in der Luft liegt«. Dalí hatte ein feines Gespür dafür: »Nie zuvor hatte ich die Schönheit der Landschaft um Port Lligat so klar gesehen. Verzweifelt wünschte ich, glücklich zu sein, den winzigsten Spalt des vor mir liegenden Lebens zu genießen. Doch eine nie gekannte Angst saß mir im Solarplexus, fortwährend mußte ich tief seufzen ... Was ist mit mir los? ... Ich stieß einen wuterfüllten Seufzer gegen meine Angst aus, die dermaßen all meine Illusionen vernichtete, und die Meeresluft, die meine Lungen füllte, kam mir bitter wie ein Gemisch aus Galle und Tränen vor.«

»Alles ist in Ordnung, es gibt absolut nichts, was mich in Schrecken versetzen könnte, aber ich habe Angst, Angst zu haben, und die Furcht, daß ich Angst haben könnte, erschreckt mich! ...

Port Lligat lag verlassen. Ein heftiger, anhaltender Wind hinderte die Fischer am Fischen, und nur die ausgehungerten Katzen schlichen um unser kleines Haus herum. ... Unser Mädchen führte in der Küche unentwegt Selbstgespräche. Eines Morgens stieg sie barbusig auf das Dach, ein merkwürdiger Hut aus Zeitungspapier und Schnüren saß auf ihrem Kopf. Sie war verrückt geworden, und wir mußten ein neues Mädchen besorgen.

Meine Furcht vor der Angst war inzwischen zu einer einzigen, sehr präzisen Furcht geworden – nämlich der, verrückt zu werden und zu sterben! ... Tagsüber lief ich elend nach draußen und setzte mich zu den Fischern, die an einen windgeschützten, von der Sonne gewärmten Ort kamen, um zu schwatzen, abseits der Tramontana, die in ihrer entfesselten Heftigkeit nicht nachließ.« 3

In seinem »Teatre-Museu« widmete Dalí der Tramontana einen Saal und nannte ihn *Palais der Winde*. In einem imponierenden Deckengemälde schwebt Dalí mit aus seinem Körper herausgezogenen leeren Schubladen dem Himmel entgegen. Sein steifer Schnurrbart gleicht Antennen, mit denen er die göttliche Verbindung herzustellen scheint. Ihm gegenüber wird auch Gala in die himmlischen Sphären getragen – kopflos allerdings.

Einem Detail des Bildes gab er den Titel *Der Westwind hat seine Tochter dem Ostwind verheiratet, von jedem Besuch bei ihr kommt er weinend zurück*. Er bezieht sich damit auf ein altes katalanisches Gedicht, das den Regen verherrlicht, wenn der Westwind sich nach Osten dreht. Da der Ostwind eine verheiratete Freundin im Westen hat, kommt er immer weinend zurück.

»Ich male eine Kuppel mit der gesamten Mythologie der Ampurdán-Ebene aus und schaffe so eine Apotheose der Tramontana.«

Meines Wissens hat Dalí kein weiteres Bild der Tramontana gewidmet.

In seinem Garten aber baute er im Taubenschlag Keramiken mit unterschiedlichen Öffnungen ein, die durch ihre Resonanzen die Tramontana zum Singen bringen.

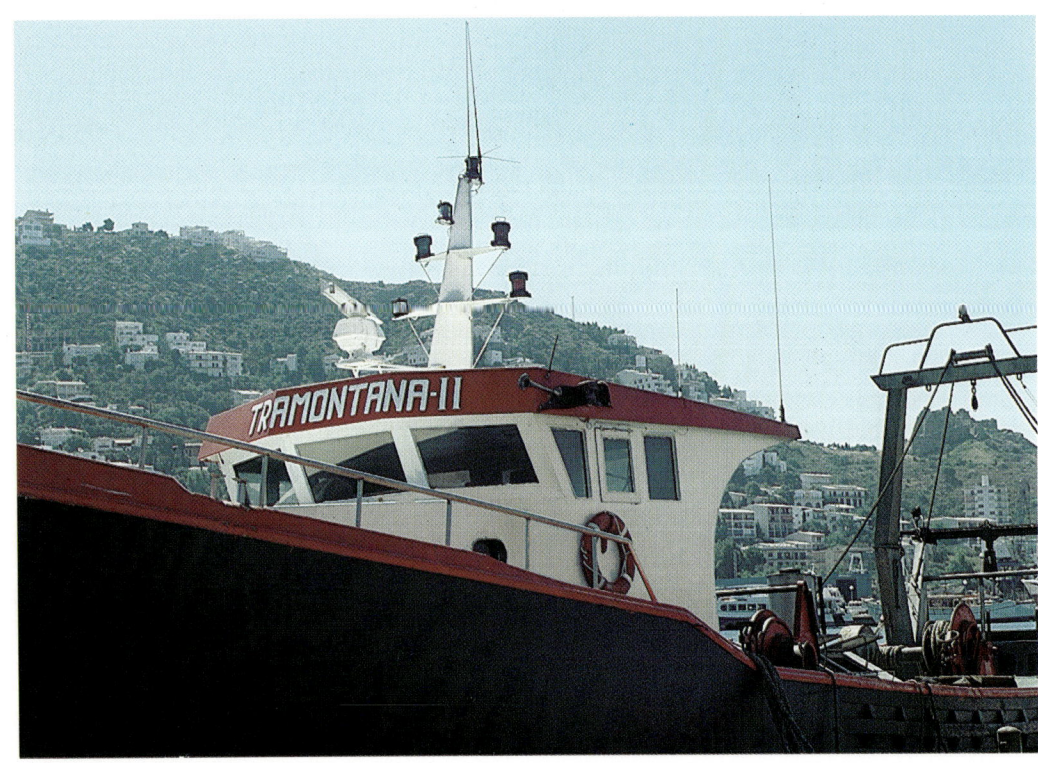

Schiff zu Ehren der Tramontana im Hafen von Roses

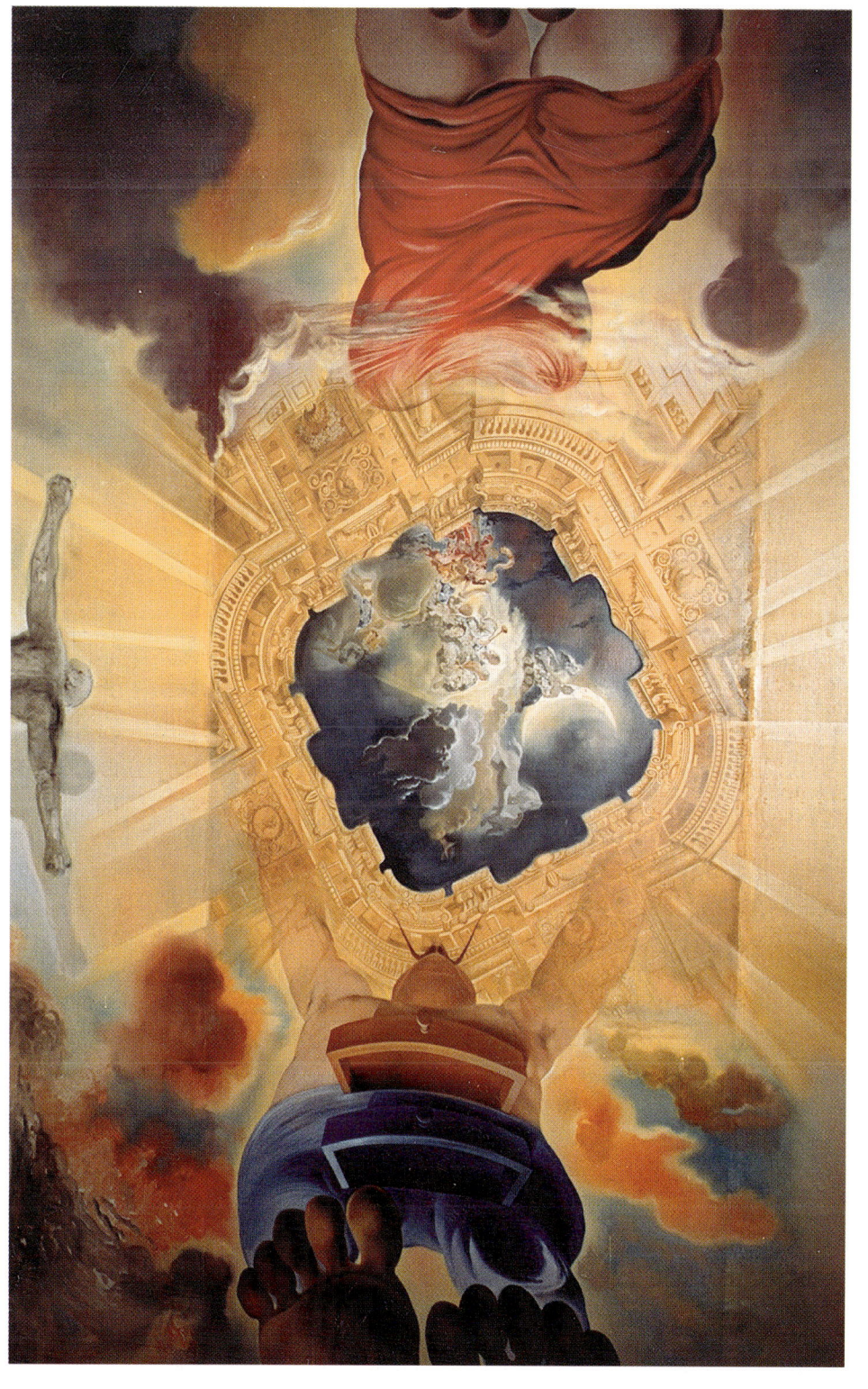

Deckengemälde
»Palais der Winde« (1972)

MORPHOLOGISCHES BILD

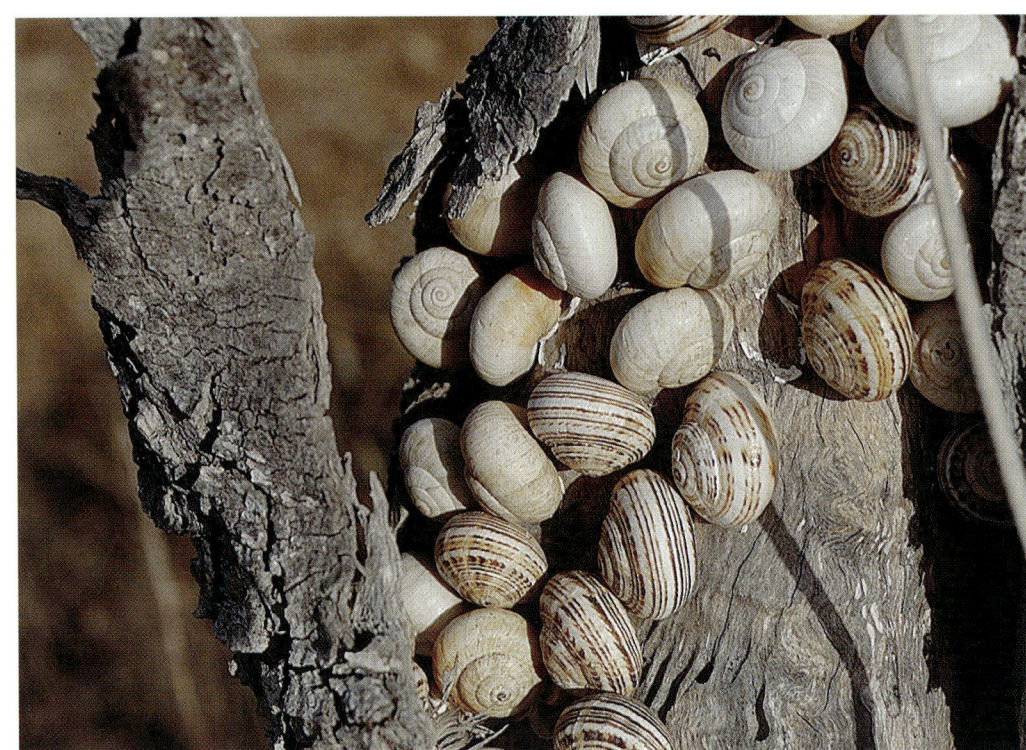

Schalentiere, die ihr Inneres von Außen schützen, haben Dalí von jeher begeistert.

Zu ihnen gehört auch die Schnecke, im Ampurdán fast schon ein Wahrzeichen. In der heißen Jahreszeit erobert sie die braunen Gräser, die halbtoten Bäume, um ihnen den letzten Lebenssaft zu entziehen, der ihr kurzes Dasein sichert. Dalí fühlte sich in seinen letzten Lebensjahren als Riesenschnecke.

Helga Ferrer, eine seiner Krankenschwestern, sagte: »Dalí litt furchtbar. Er sah aus, als beobachtete er sein eigenes Sterben. Er redete kaum, schluchzte in einem fort und gab stundenlang tierische Töne von sich. Er hatte immerzu Wahnvorstellungen. Er glaubte, er wäre eine Schnecke ...« 9

Einen Salon seines Hauses in Portlligat, der heute als »Gelber Saal« bezeichnet wird, nannte er auf Katalanisch »Caracol«, was übersetzt »Schnecke« bedeutet. Dort steht auf dem von Dalí entworfenen Couchtisch die wertvolle Skulptur einer Schnecke, die von Tiffany in New York in eine Lampe mit Uhr umgewandelt wurde.

Immer wieder beschäftigte sich Dalí mit den Schnecken, wobei man seinen surrealistischen Gedankengängen nicht immer folgen kann. So fragt man sich, warum er stets im Juli an Picasso eine Postkarte mit den Worten schrieb: »A Juliol, ni done di caracol« – Im Juli werden Frauen noch Schnecken – , oder warum er in seinem Teatre-Museu ein Taxi, beladen mit lebenden Schnecken, aufstellen lassen wollte.

Er malte 1934 für die Einladungskarte zum »Traumball von Crosby« die Füße einer surrealistischen Figur als Schnecken. Wir entdecken die Schnecke als Hirn im Bildnis *Picasso*, 1947. Sie kehrt wieder in der Zeichnung *Das unmögliche Modell*, 1947, in dem der Busen einer Frau an Schnecken erinnert, und wir finden sie in seiner Casanova-Illustration von 1967. Zuletzt malte er 1981 eine Schnecke als Fabelwesen unter dem Titel *Amphitrite*.

*»Schnecken erobern
die halbtoten Bäume ...«*

Große Bedeutung fand das Schneckenhaus in Dalís Portraitzeichnung von Sigmund Freud, die er bei einem Besuch am 19. Juli 1938 in London anfertigte. Bei allem, was Dalí mit Freud zu tun hatte, war eine »Schnecke im Spiel«. Während er am 6. Juni 1938 Schnecken aß, laß er in einer Zeitung, daß Freud von den Nazis ausgewiesen worden war.

»Ich sollte Freud dann schließlich in London treffen. Der Schriftsteller Stefan Zweig und der Dichter Edward James begleiteten mich. Während ich den Hof des Hauses, in dem der greise Professor wohnte, durchquerte, erblickte ich ein gegen die Mauer gelehntes Fahrrad, und auf dem Sattel lag, an einer Schnur befestigt, eine rote Gummi-Wärmflasche, die offenbar mit Wasser gefüllt war, und auf dem Rücken der Wärmflasche spazierte eine Schnecke! Dies Ensemble im Hof von Freuds Haus schien seltsam und unerklärlich.« 3

Bei der Audienz zeichnete er Freuds Schädel als Schneckenhaus. »Ich wollte ein morphologisches Bild des Genies der Psychoanalyse schaffen und nicht ein eindeutiges Portrait eines Psychologen.«

Das Schneckenhaus galt für Dalí als ein Symbol des Erdentodes. Ein Jahr später starb Freud.

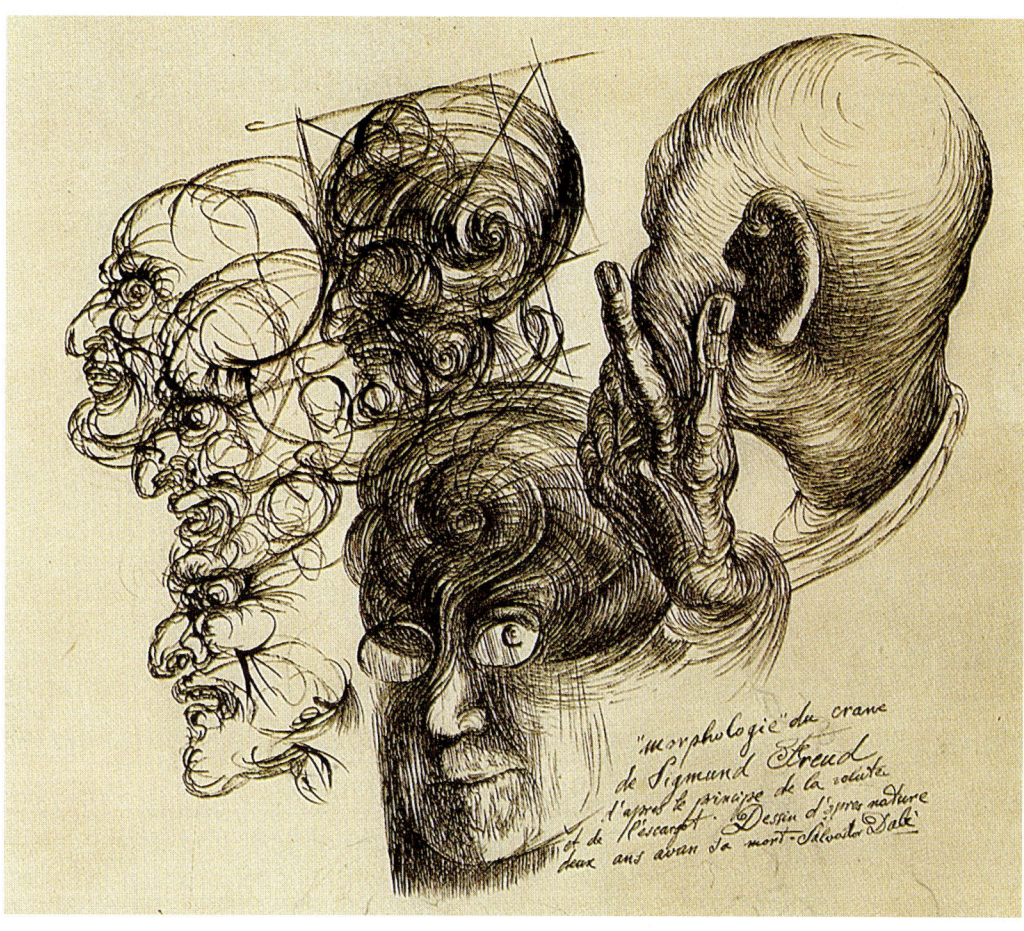

»Bildnis Sigmund Freud.
Morphologie des Schädels von Freud«
(1938)

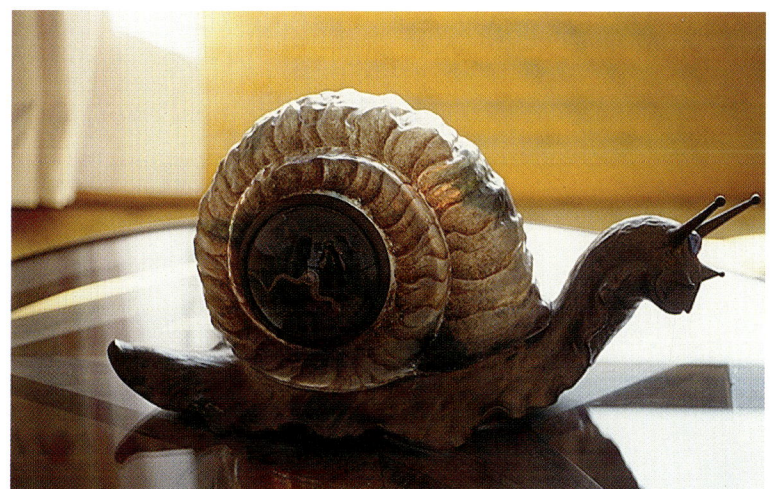

Skulptur einer Schnecke,
die von Tiffany
umgewandelt wurde

DAS VERSPRECHEN

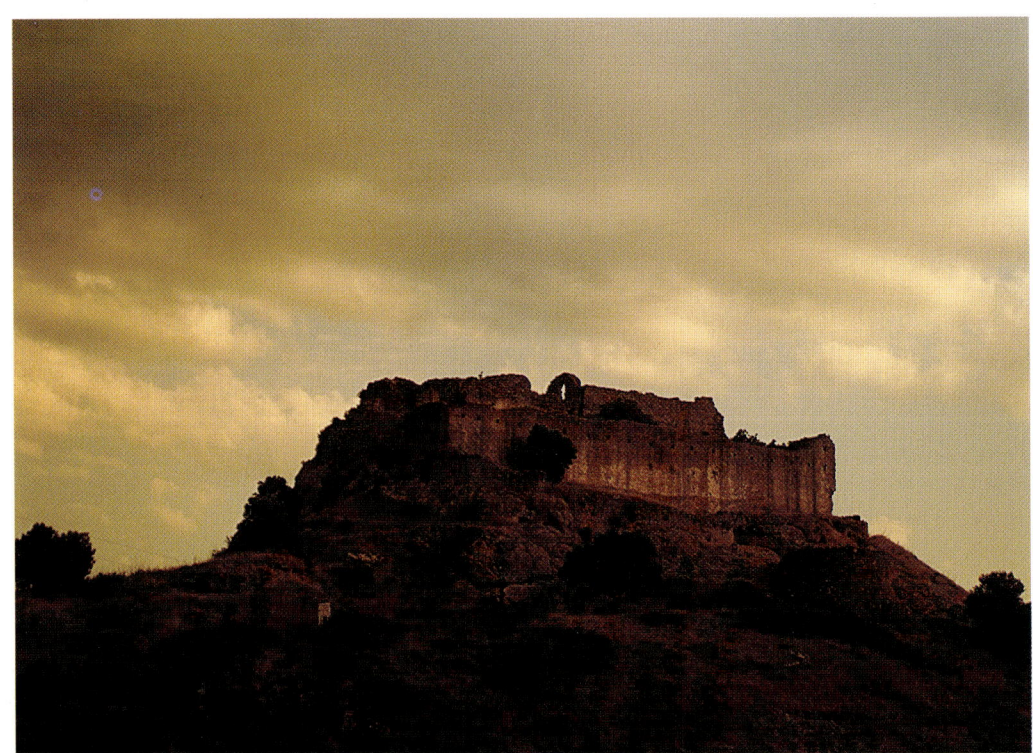

»Ursprünglich wollte er die Burg Quermanco erwerben ...«
(1998)

Es klingt wie ein Märchen. Vor vielen Jahren versprach Dalí seiner Frau Gala, ihr ein Schloß zu schenken. Einen Palast in der Toskana. Doch erst nach dreißig Jahren löste er sein Versprechen ein. Nicht in der Toskana, sondern in Katalonien, im Baix-Ampurdán, 80 Kilometer von Portlligat entfernt. Dort liegt das kleine Dorf Púbol, und dort entdeckte er ein halb verfallenes Schloß aus dem 14. Jahrhundert, das verkauft werden sollte.

Ursprünglich wollte er die Burg Quermancó erwerben, die auf einem Kegelberg thront, von dem man einen herrlichen Ausblick in das Ampurdán hat. Doch diese sagenumwobene Burg, in der ein Schatz verborgen sein soll, ist nur noch eine Ruine, deren Wiederaufbau ein Vermögen gekostet hätte. Dalí ließ nun im ganzen Land auskundschaften, wo ein geeignetes Schloß zu kaufen wäre. Und das machte er natürlich »dalínös«. Er setzte seinen damaligen Sekretär Enrique Sabater in ein kleines Flugzeug, und ließ ihn alle Burgen und Schlösser der näheren Umgebung aus der Luft fotografieren. Dann traf er eine Vorauswahl und nahm Kontakt mit den jeweiligen Besitzern auf.

Für 1,5 Millionen Pesetas kaufte er das Schloß Púbol. Ab 1969 ließ er es in Übereinstimmung mit Gala renovieren, so daß sie 1971 einziehen konnte.

»Dalí stellte ihr einen Palast zur Verfügung, damit sie sich von ihm absondern konnte, um die ihr noch zu verbleibende Jugend (Anmerkung des Autors: Gala war 74 Jahre alt!) auszukosten, um einen Ort der Zurückgezogenheit, Einsamkeit und ein Versteck zu besitzen. Und er selbst war es, der aller Welt verkündete, daß es sich um Galas Schloß handelte, das er, ohne ihre Genehmigung nicht betreten durfte ... Während dieser Jahre besteht zwischen dem Paar eine vertrauensvolle Beziehung, die jedoch nicht ohne Spannung ist ...«[8]

Diese Spannungen entstanden im Verlauf der Zeit durch einen Mangel an sexueller Nähe zwischen den Partnern. Das Problem wurde durch Dalís Art, sich abzureagieren, und durch Galas diverse Liebschaften verstärkt.

Dalí wußte, daß seine Frau ein Verhältnis zu Jeff Fenholdt hatte, dem Hauptdarsteller des Broadway-Musicals »Jesus Christ Superstar«. Beide lernten ihn in New York kennen. Für Fenholdt richtete sie das Musikzimmer in Púbol ein. Er durfte – auch ohne vorherige Anmeldung – kommen, wann er wollte.

Fast 10 Jahre war Gala Schloßherrin, bis sie ernsthaft erkrankte.

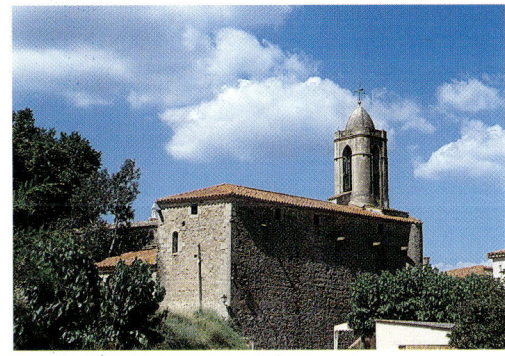

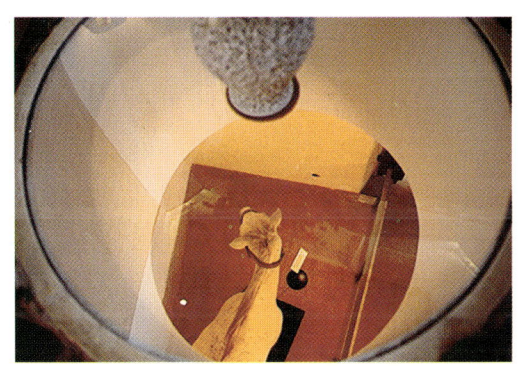

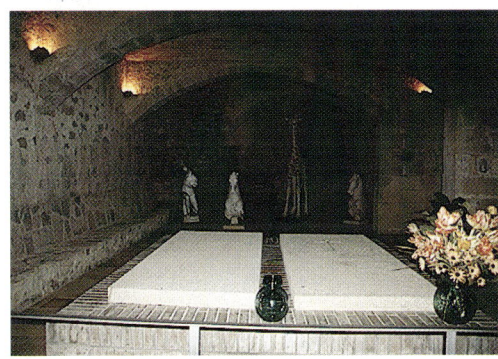

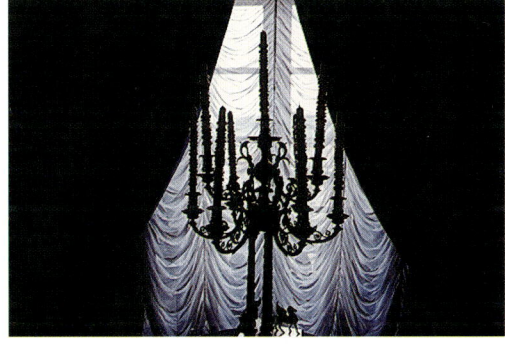

oben:
Außenansicht des Schlosses (1998)

Krypta im Schloß Púbol (1998)

oben:
Tisch-Lichtöffnung zum Untergeschoß mit ausgestopftem Pferd

Kandelaber in Dalís Schlafzimmer

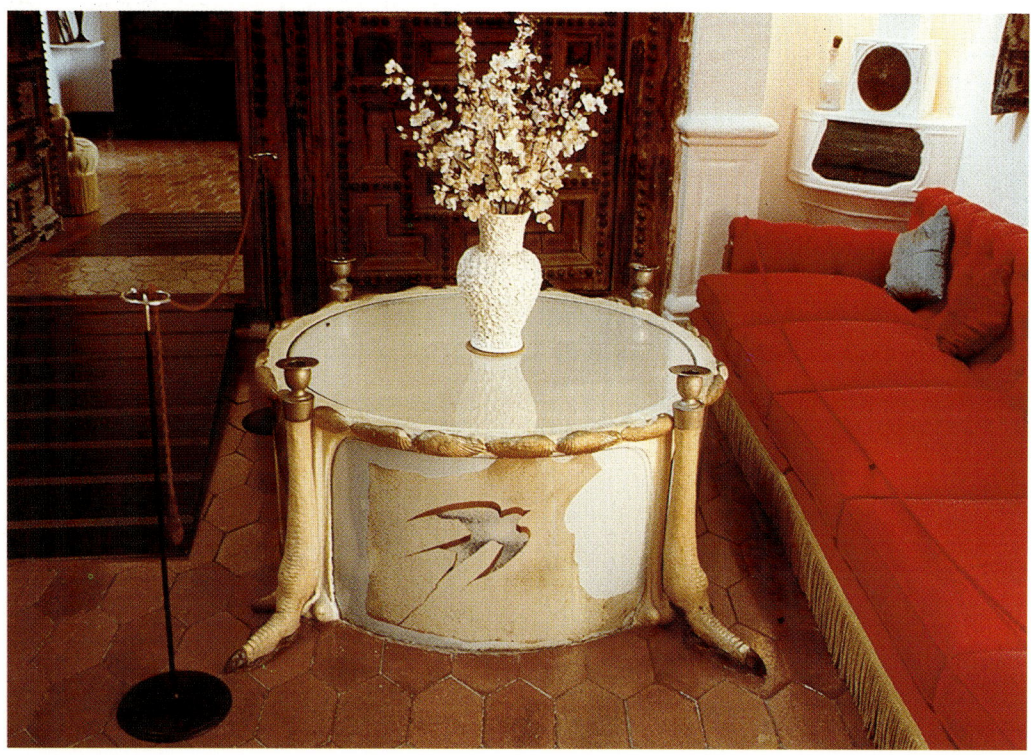

Nach ihrem Tod verkroch sich Dalí in ihrem Schloß und begann zu sterben. Wie immer war er auch hier von wenigen Menschen umgeben, die sich Freunde nannten und doch nur an seine Ausbeutung dachten. Zu den ehrlichen Freunden zählte sich Antonio Pitxot, der ihn ständig betreute. Er überredete ihn manchmal zu einem Spaziergang im Schloßpark. Er führte ihn zum Orangenbaum, der mit seinen reifen Früchten in der Sonne leuchtete. Dalí wendete sich ab: »Zeig mir nicht, was ich im Leben so sehr geliebt habe. Es ist nicht gut für mich, wenn ich es sehe, weil ich weiß, daß ich es bald verlassen werde.«

Einmal durchbrach eine Frau die Mauern seiner Einsamkeit: Amanda Lear. Er empfing sie im verdunkelten Salon: »Dalí saß in der Dämmerung auf einem Sessel ... In dem kargen Lichtschein, der unter der Tür durchsickerte, erkannte ich verschwommen Dalís Morgenrock. ... Lange saßen wir uns still gegenüber. Dann sagte ich ganz leise, um ihn nicht zu erschrecken: 'Guten Tag, kleiner Dalí. Ich bin aus Barcelona auf der Durchfahrt vorbeigekommen, damit Sie sehen, daß ich Sie nicht vergessen habe.' ... Ich sah ihn leicht mit dem Kopf nicken. Er sah so mager, so klein aus. Ich hatte ihn nicht so klein in Erinnerung. Seine krächzende Stimme, sehr schwach, überraschte mich: 'Die Haare, Sie haben wieder Ihre Haare geschnitten.'

'Oh, nur ein klein wenig', antwortete ich sanft, 'sie waren zu lang.'

'Mir gefielen sie besser lang. Können Sie mich sehen?' Er war sehr beunruhigt.

'Nein. Ich kann gar nichts sehen, machen Sie sich keine Sorgen. Es ist viel zu dunkel hier. Warum gehen Sie nicht nach draußen, Dalí. Die Sonne scheint so schön ...'

Ich trällerte das kleine Liedchen, das er mir auf katalanisch beigebracht hatte: 'Sol soulet vine ma veure, vine ma veure ...'

'Nein, nein', unterbrach er mich. 'Keine Sonne, kein Lied. Ich will, daß man mich in Ruhe läßt. Sagen Sie, daß man mich in Ruhe läßt.'

Zorniger werdend, fuhr er fort: 'Sie alle gehen mir auf die Nerven. Alle. Sie haben mich immer angeödet. Ich will nicht mehr.'

... Es war gut, daß es dunkel war und er meine Tränen nicht sehen konnte ...

Wir blieben lange sitzen, schweigsam, in der Dunkelheit. Ich hörte ihn atmen, sah ihn verschwommen auf dem Sessel sitzen. Beim Abschied konnte ich mich nicht zurückhalten und sagte: 'Dalí, ich habe Sie so sehr geliebt, so sehr, wenn Sie wüßten ...'

Kaum hörbar antwortete er: 'Yo también.' (Ich auch.)

Er nahm meine Hand, drückte sie fast schmerzlich. Ich fühlte etwas Hartes, das er mir in die Hand zu schieben versuchte. Ich schloß meine Finger um den Gegenstand. Dalí sagte leise: 'Gehen Sie jetzt. Ich muß allein sein. Ich spüre, daß es kommt. Gott schütze Sie. Adieu.'

Ohne mich umzudrehen, öffnete ich die Tür. Ich wollte diese hagere, alte Gestalt im Dunkel des Zimmers nicht sehen, für die der ersehnte Tod, die Erlösung nicht kam. Hastig rannte ich aus dem Haus, Tränen rannen mir über das Gesicht.

Erst als ich draußen im warmen Licht der Julisonne stand, öffnete ich meine Hand und betrachtete das Geschenk von Dalí, sein letztes Geschenk.

Es war das Stückchen Holz ...« [10]

Dieses Holz, nicht größer als ein Daumen, das Dalí, in einen alten Strumpf gewickelt, immer bei sich trug, hatte er im Sand des kleinen Strandes am Cap de Creus gefunden. Es war bei einem Spaziergang mit Gala. »Die Liebe lenkte unsere Schritte und erhellte unsere Tage.« [1]

Das Treibholz strahlte etwas Magisches aus, und er glaubte, Aphrodite hätte es selbst gesandt. »Diese Botschaft der Götter ist ein Glücksbringer.« [1] Tagtäglich mußte er es mehrmals berühren, um seine magische Kraft zu fühlen und seine geistigen Ausstrahlungen wahrzunehmen. Er fühlte sein Leben mit Gala durch dieses Holz verbunden. Wenn er es verlegte, war er verzweifelt. Dalí war überzeugt, daß dieser Fetisch beruhigend auf ihn wirkte und stets Glück bringe.

Jetzt glaubte er, das Holz nicht mehr zu brauchen und schenkte es seiner ehemaligen Gespielin.

Als ob er das kommende Unglück vorausahnte, malte er 1983 eine Reihe von Katastrophenbildern unter dem Titel *Bett und Nachtschränkchen greifen brutal ein Violincello an*.

Wenige Monate später, am 30. August 1984, kurz nach fünf Uhr morgens brach in seinem Schlafzimmer ein Brand aus, bei dem er lebensgefährlich verletzt wurde. Mit dem Cadillac, der bereits Galas Leiche von Portlligat nach Púbol transportiert hatte, brachte man ihn nach Barcelona in eine Klinik.

Die Staffelei, auf der er seine letzten Bilder in Púbol gemalt haben soll – immerhin zählte man nahezu 50 Ölbilder –, entdeckt man in einer Ecke des Speisesaals. Dort müßte auch im April 1983 das Bild, das als sein allerletztes angesehen wird *Milanschwanz und Gitarre* (Teatre-Museu) entstanden sein. Skeptiker glauben jedoch, daß er dieses Bild nicht selbst malte, da der an Parkinson erkrankte Maler, dessen Hände zitterten, nicht mehr den ruhigen Pinselstrich gehabt haben konnte, der dieses Werk auszeichnet.

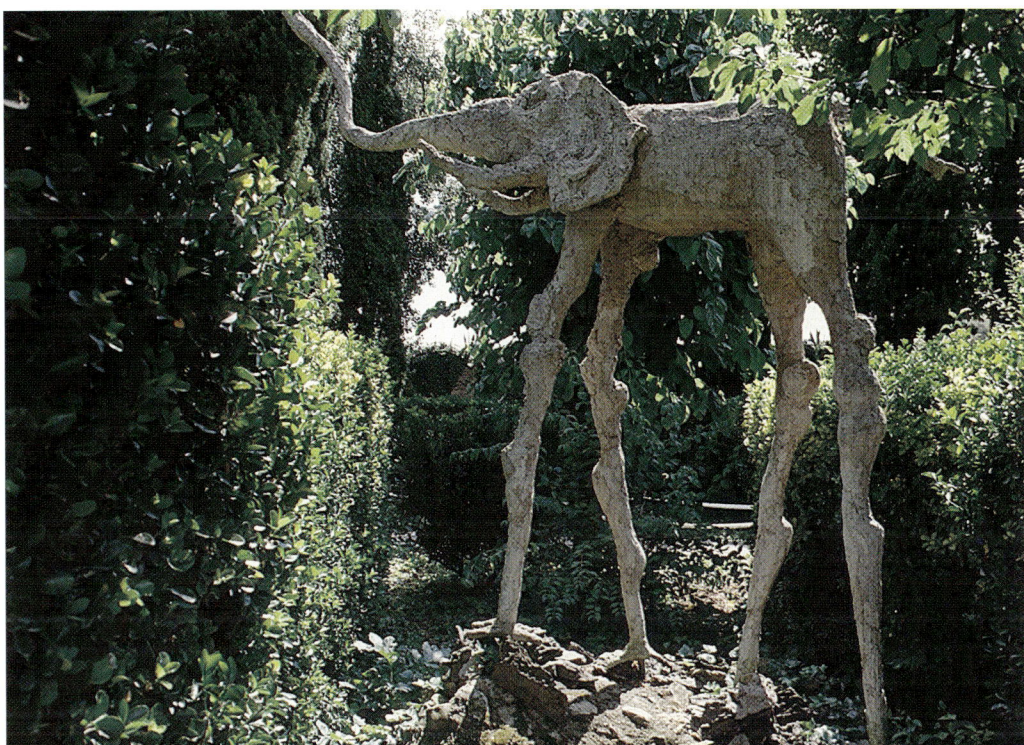

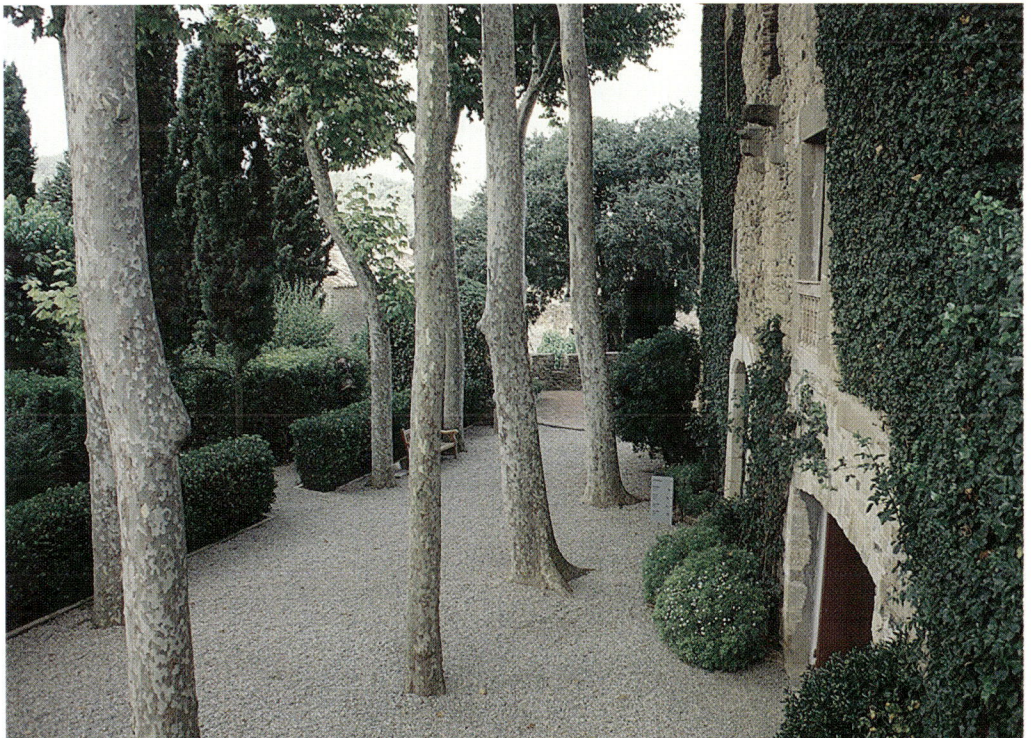

»Baumstämme gleichen den Beinen der Elefanten ... die Dalí für den Schloßgarten entworfen hat«

63

Rund ein Dutzend Bilder widmete er dem Motiv Púbol. Die zerklüfteten Felsen vom Cap de Creus weichen einer monotonen Ebene. Eines der bedeutendsten Bilder dieser Serie trägt den Titel *Der Weg von Púbol*, 1971-73, (Schloß Púbol). Es zeigt symbolisch den Weg Galas von Rußland (durch orthodoxe Kirchenkuppeln gekennzeichnet) kommend. Eine weite Ebene empfängt sie, in der riesengroße Schwarzpappeln stehen – »púbolos« genannt, das Wahrzeichen dieses Landstriches. Viele Menschen begegnen ihr, bis das Schloß, das schemenhaft auf der linken Bildseite auftaucht, erreicht ist. Ein weiteres Bild, das Púbol zeigt, befindet sich ebenfalls im Schloß. Es ist ein Aquarell mit dem Titel *Ansicht von Púbol* aus den Jahren 1970-72.

Auch heute noch strahlt dieses Märchenschloß der Trauer die Melancholie des Vergehens aus, der sich Gala und Dalí hier aussetzten. Die Stille des Todes wird hörbar, wenn man die wenigen Stufen zur Krypta hinabsteigt, in der sich Dalí mit einer leeren Gruft symbolisch unsterblich machte. Gala einbalsamiert, bekleidet mit einer ihrer Lieblingsroben aus rotem Samt, einer schwarzen Chanelschleife im korrekt gekämmten Haar, mit goldenen Ringen an den Fingern, die Dalí für sie entworfen hat, wartet in einem Sarg mit gläsernem Deckel immer noch auf ihren Mann, den sie im Himmel vielleicht schon umarmt hat.

Am 11. Juni 1982 um 18 Uhr wurde sie in die Gruft gelegt, ohne daß Dalí an den Trauerfeierlichkeiten teilnahm. Erst als alle Gäste das Schloß verlassen hatten, bat er Antonio Pitxot, mit ihm in die Krypta zu gehen. Stille Andacht und Verbeugung vor der Frau, mit der er 53 Jahre zusammen war.

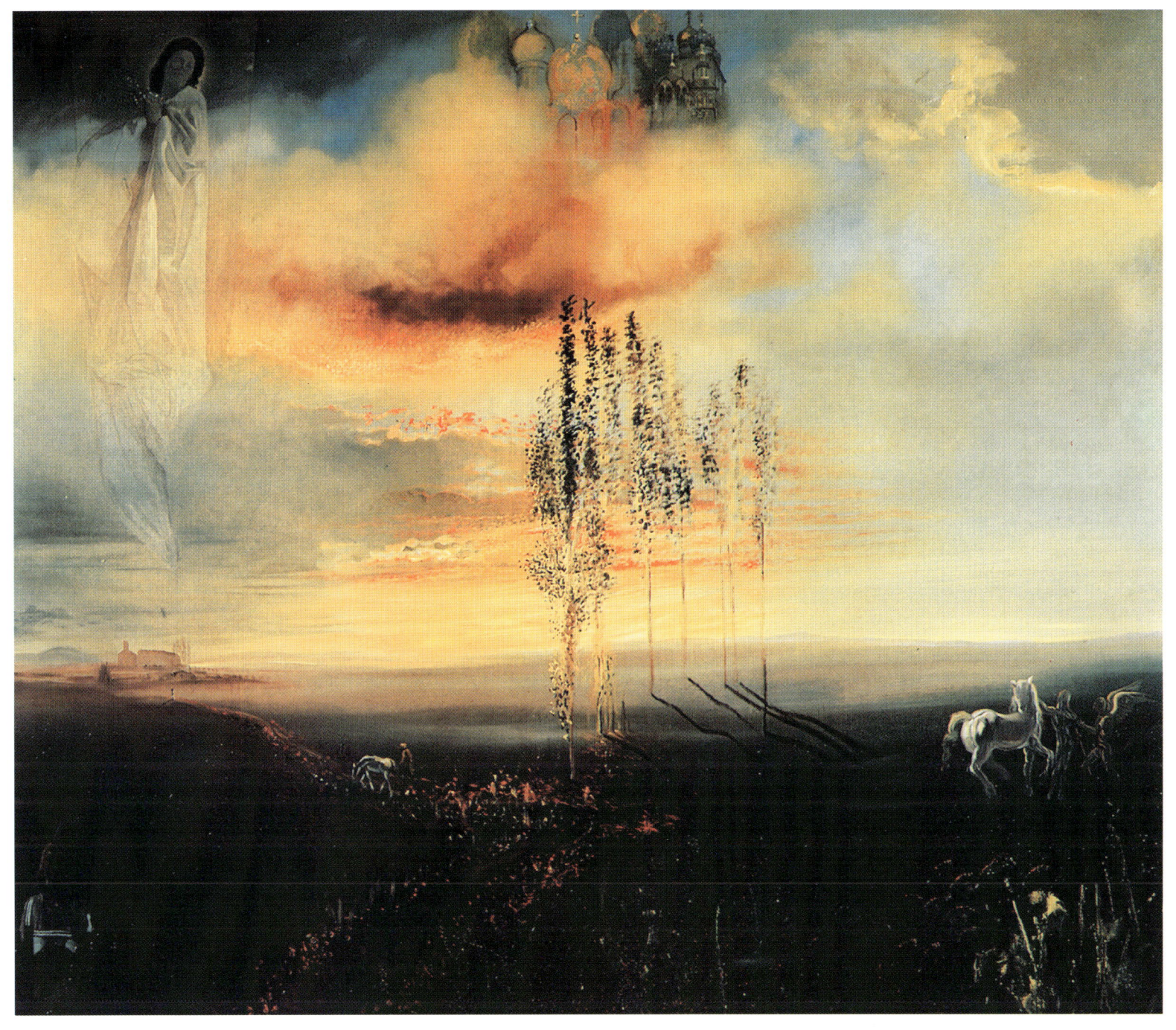

»Der Weg von Púbol« (1971-73)

... FÜR DEN HIMMEL DES AMPURDÁN

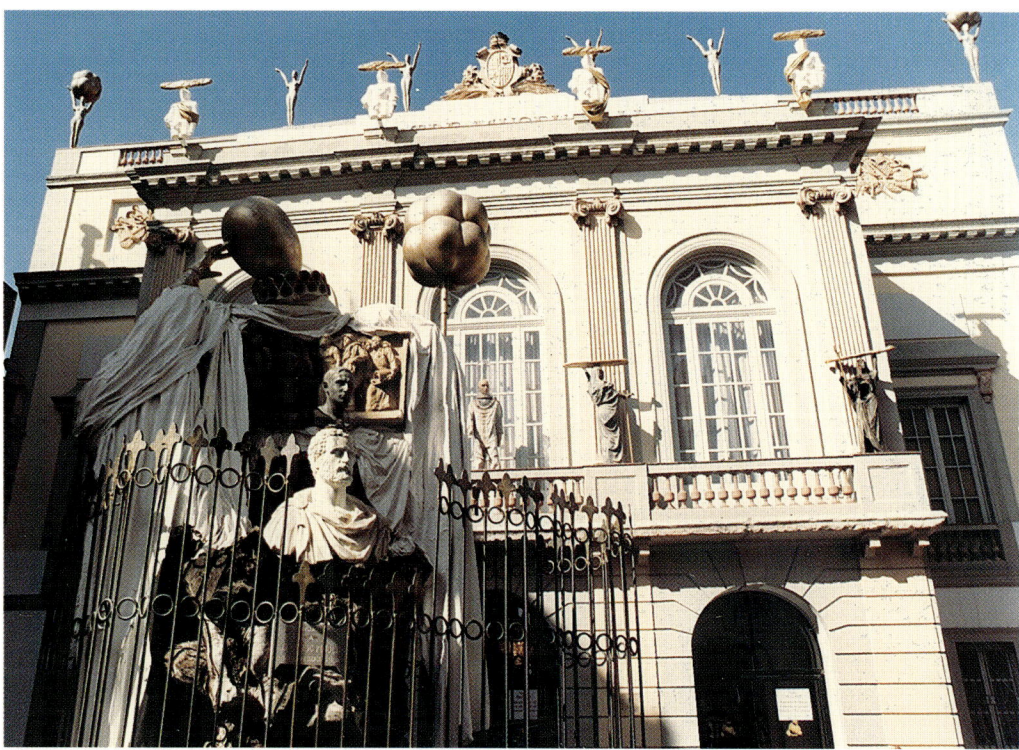

Eingangsfassade mit dem Denkmal des katalanischen Philosophen Francesco Pujols von Salvador Dalí

Das Teatre-Museu in Figueres stellt die Krönung von Dalís Lebenswerk dar.

1960 nahm der damalige Bürgermeister von Figueres, Ramón Guardiola Rovira, Kontakt mit Dalí auf, um einige Werke für das Museum der Stadt zu erstehen.

Da Dalí wußte, daß der Bürgermeister das ausgebrannte Theater der Stadt renovieren wollte, schlug er ihm vor, dort, wo bereits 1918 zum ersten Mal einige seiner Bilder der Öffentlichkeit gezeigt wurden, ein ständiges Dalí-Museum zu errichten.

Rovira gefiel der Plan. Er konnte den Stadtrat bewegen, seine Zustimmung zu geben. Aber das öffentliche Interesse und somit auch die finanzielle Unterstützung blieben aus.

Um Geld zu bekommen, organisierte man einen Stierkampf, zu dem Dalí allerlei verrückte Ideen einbrachte. (Das Plakat zu diesem Stierkampf, versehen mit einer Federzeichnung Dalís, hängt im Teatre-Museu.) Beispielsweise sollte der getötete Stier mit einem Hubschrauber zum Himmel getragen werden ... Ein aus Gips gefertigter Stier sollte mit einem Feuerwerk in der Arena explodieren, und, und, und ...

Im Dezember 1969 wurden die Pläne bewilligt und eine Summe von mehr als 11 Millionen Pesetas zur Verfügung gestellt.

Die Bauarbeiten begannen. Dalí hielt sich in dieser Zeit mehr in Figueres als in Portlligat auf, obwohl auch das Schloß Púbol renoviert wurde.

Endlich war es soweit. Am 28. September 1974 konnte das Museum eröffnet werden.

Dalí kam mit seiner Muse Amanda Lear aus Portlligat und Gala mit ihrem Freund Jeff Fenholdt von Schloß Púbol.

Die Bürger von Figueres würdigten den Meister durch ihr reges Interesse und bildeten eine unübersehbare Menschenmenge.

Es folgte eine Folklorefiesta und ein festliches Abendessen im »Duran«, dem Lieblingsrestaurant Dalís, das in unveränderter Weise in der Carrer Lusauca 5 existiert.

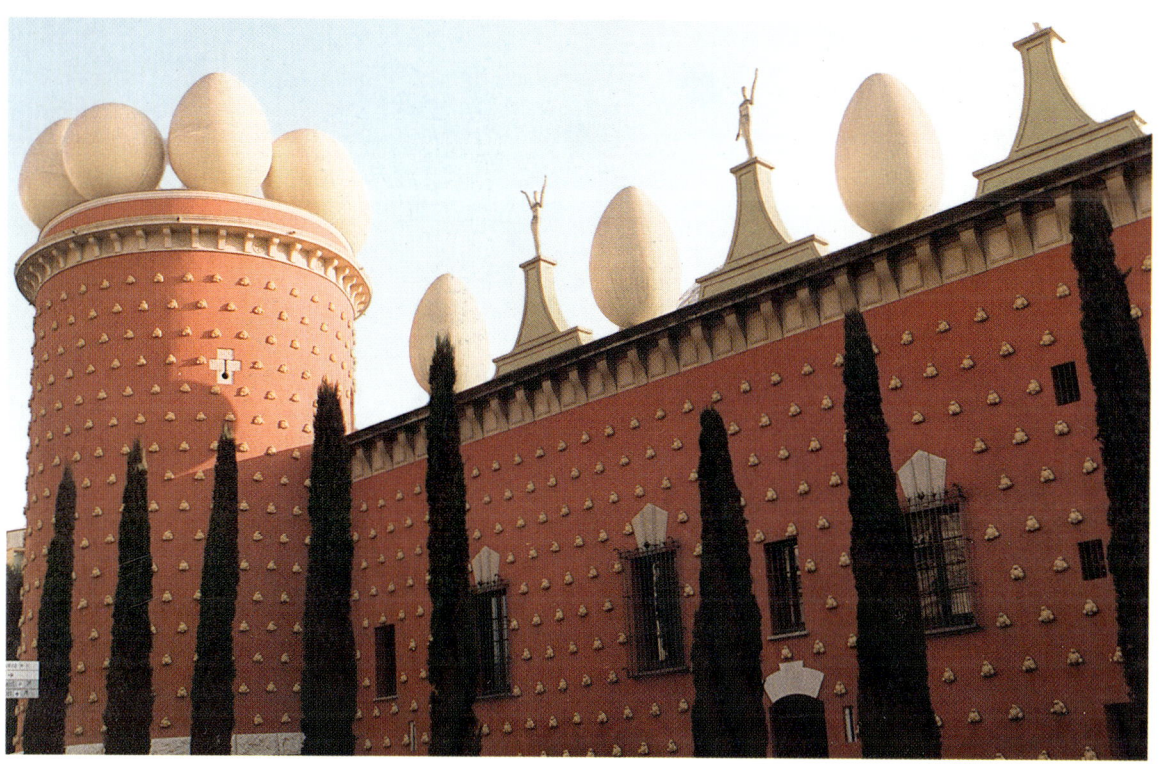

Teatre-Museu mit dem »Torre Galatea«

Die Menschen in Figueres blieben Dalí und seinem Museum gegenüber weiterhin reserviert. »Daß ich ab und zu den Clown spielte, das verziehen sie mir nicht«, stellte er fest. Der Bürgermeister war jedoch überzeugt, daß dieses Museum die Stadt eines Tages »universalieren« würde. Er unterstützte weiterhin den Plan.

Der Durchbruch kam, als Generalissimo Franco Dalí im Schloß Perelada bei Figueres empfing und dem Museumsbau zustimmte: »Dieses Museum muß das Mekka der westlichen Kunst werden.«

Die Bevölkerung war eher irritiert und fühlte sich in ihrem Urteil bestätigt, daß Dalí »der Narr von Figueres« war.

Nach dem Stierkampf fuhr man zu Dalís Geburtshaus, um eine Gedenktafel zu enthüllen. Dalí erhielt 1963 von Figueres das »Silberne Feigenblatt«, und man bestätigte offiziell, daß in dem Theater ein Dalí-Museum errichtet werden sollte.

Wenn das Wort »Gesamtkunstwerk« seine Gültigkeit hat, dann in diesem Museum. Von Saal zu Saal durchwanderten die Einwohner von Figueres Dalís Leben, an dem sie bis jetzt keine Anteilnahme gezeigt hatten. Sie ahnten kaum, daß es mit diesem Tag den Gipfel erreichte und der unaufhaltsame Abstieg schon bevorstand, der durch Dalís immer schlechter werdenden Gesundheitszustand eingeleitet wurde.

Aber noch einmal strahlte die Sonne aus einem wolkenverhangenen Himmel. Die Generalität hatte sich bereit erklärt, zur Erweiterung des Museums den Torre Gorgot zu kaufen, einen Turm der alten Stadtbefestigung, der an das Museum angrenzt. Zehn Jahre später, am 27. März 1984, wurde der Turm in Anwesenheit Dalís eingeweiht, den er in »Torre Galatea« umtaufte.

Einen Teil der Außenfassade des Museumstraktes inklusive des Turmes ließ er in altroter Farbe streichen und in regelmäßigen Abständen mit Nachbildungen des in Figueres typischen Brotes »Pa tres Crostons« bekleben. Er wurde dazu von der »Casa de las Conchas« in Salamanca inspiriert, bei der es Muscheln sind, die in der gleichen Weise die Hausfront zieren. Die Idee, Eier auf das Dach zu setzen, holte er sich von der 1914 erbauten Stierkampfarena »Les Arenes« in Barcelona.

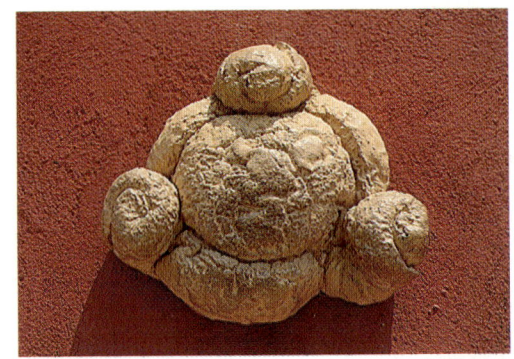

»Pa tres Crostons«
an der Mauer
des Teatre-Museu

Die Einweihung des »Torre Galatea« war einer seiner letzten öffentlichen Auftritte. Schon damals rechnete man mit seinem baldigen Tod, und jeder rätselte, wer seine Erben sein würden. Nur die engsten Vertrauten wußten, daß er bereits am 20. September 1982 in Púbol ein Testament gemacht hatte, in dem es u. a. hieß: »... setz als universellen und freien Erben von all seinen Gütern, Rechten und künstlerischen Kreationen den spanischen Staat ein, mit dem inbrünstigen Auftrag, seine Kunstwerke zu bewahren, zu verbreiten und zu schützen.« [8]

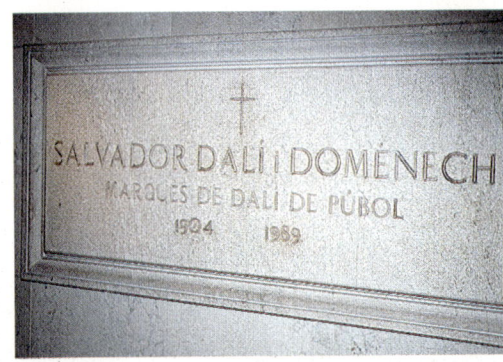

Krypta mit der
Namensplatte

Als er mit Verbrennungen dritten Grades im August 1984 in das Krankenhaus Pilar in Barcelona eingeliefert wurde, glaubte niemand mehr an seine Genesung. Schwer geprüft, schaffte er es dennoch. Dalí wollte vorerst nicht nach Púbol zurück, sondern bezog ein für ihn hergerichtetes Zimmer im Museumsturm, der zu seiner letzten Lebensstation werden sollte.

Den Bürgermeister Maria Lorca bat er, dafür zu sorgen, daß er nicht, wie ursprünglich vorgesehen, in der zweiten Gruft von Púbol bestattet würde, sondern im ehemaligen Bühnenraum unter der geodätischen Kuppel des Theaters. Hatte er nicht ursprünglich die beiden Grabstätten auf Schloß Púbol mit einem Durchbruch versehen lassen, damit er und Gala sich die Hand reichen könnten ...?

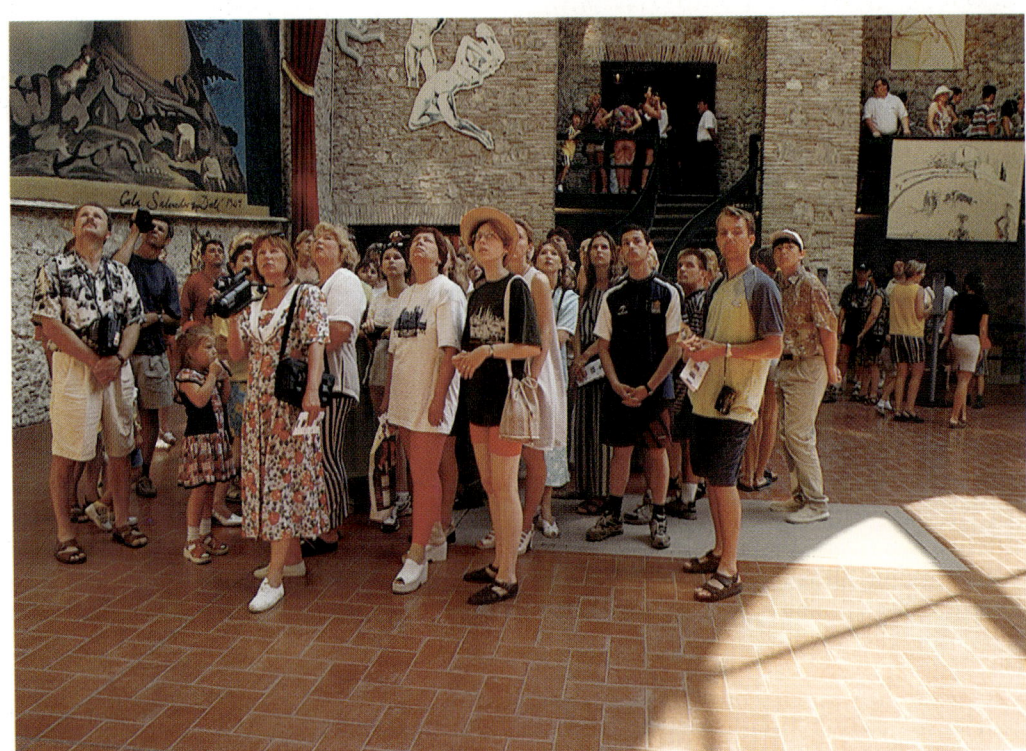

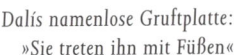

Dalís namenlose Gruftplatte:
»Sie treten ihn mit Füßen«

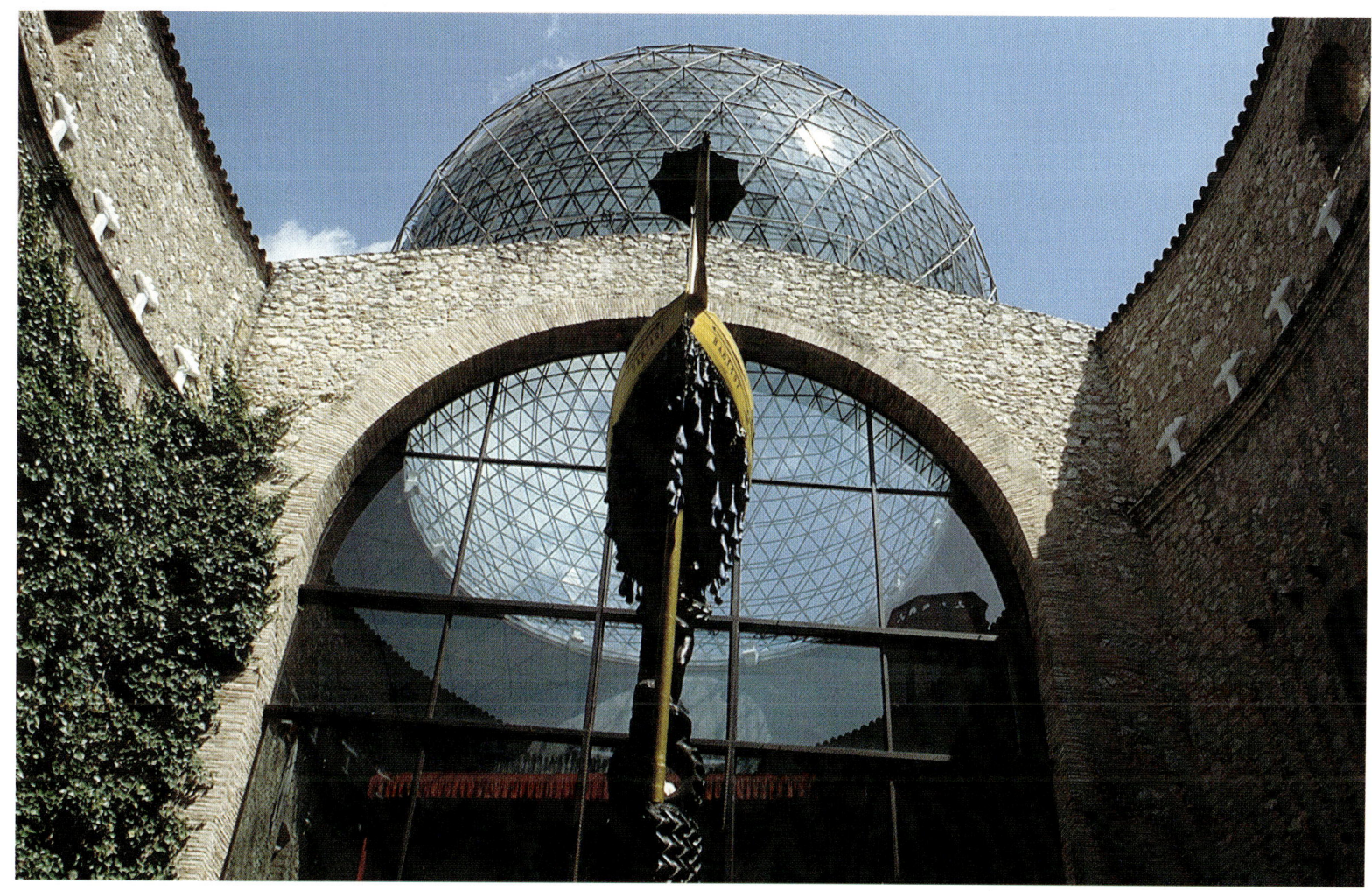

Ehemaliges Bühnenhaus

Am 23. Januar 1989 starb Dalí im Krankenhaus von Figueres. Er wurde einbalsamiert, und sein Sarg zur Totenmesse in die Kirche von Sant Pere gebracht, in der man einstmals seine Taufe feierte.

Gerührt und voll Hochachtung spendeten die Menschen aus Figueres Beifall, als der Sarg von der Kirche in das Museum überführt wurde.

Dort liegt er, in einem weißen, goldbestickten Seidengewand, und wartet auf die »Auferstehung«, denn der Tod war für ihn stets »eine Lüge«.

Viele Museumsbesucher wissen nicht, daß unter der namenlosen Bodenplatte im licht-durchfluteten Bühnenhaus Salvador Dalí ruht. Sie treten ihn mit Füßen. Nur ein Stein in der Krypta mit der Inschrift: »Salvador Dalí i Doménech Marques de Dalí de Púbol – 1904 – 1989« erinnert an die Ruhestätte.

Dalis Stimme aber, die aus allen seinen Werken unüberhörbar ist, wird niemals ruhen:

»Unabhängig von der Zeit und den Orten, an denen mein Leben verlief, habe ich mit Eifer erklärt, daß mein gesamtes piktorisches, künstlerisches und kulturelles Werk bestimmt war, für diese geliebte Heimat, Mutter aller Mütterländer, was Spanien ist: Ich habe immer für das spanische Volk, für den Himmel des Ampurdán gemalt.« [8]

DIE WICHTIGSTEN LEBENSDATEN

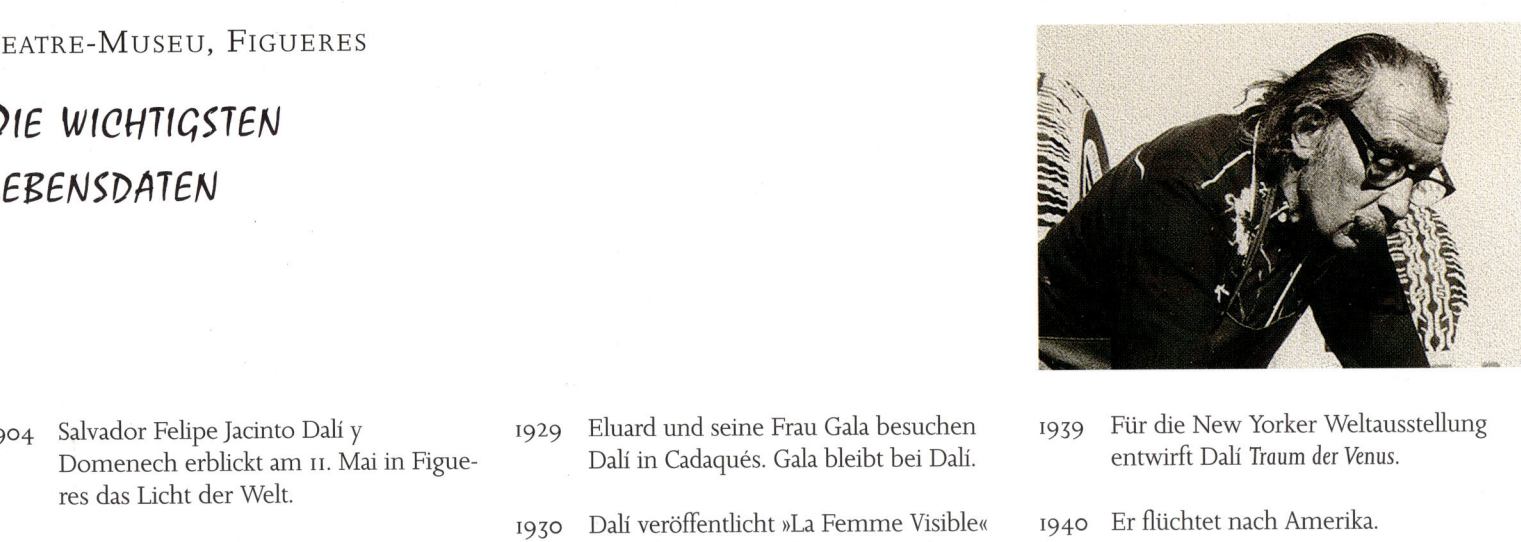

1904 Salvador Felipe Jacinto Dalí y Domenech erblickt am 11. Mai in Figueres das Licht der Welt.

1908 Geburt seiner Schwester Ana Maria.

1918 Im Stadttheater von Figueres werden einige seiner Bilder ausgestellt.

1921 Seine Mutter stirbt. Dalí nimmt in Madrid sein Studium an der Kunstakademie von San Fernando auf. Er lernt García Lorca und Luis Buñuel kennen.

1924 Dalí wird für den Zeitraum von einem Jahr von der Akademie verwiesen. Gefängnishaft in Gerona.

1925 Erste Einzelausstellung in der Galería Dalmau, Barcelona. Reise nach Paris.

1926 Dalí muß die Kunstakademie in Madrid endgültig verlassen.

1927 Dalí entwirft das Bühnenbild und die Kostüme zur Uraufführung von García Lorcas »Mariana Pineda« in Barcelona. Er tritt in Figueres den Wehrdienst als »Luxussoldat« an.

1928 Das Bild Honig ist süßer als Blut entsteht. Auf der 27. Internationalen Malereiausstellung des Carnegie Institute of Pittsburgh wird Der Brotkorb ausgestellt.

1929 Eluard und seine Frau Gala besuchen Dalí in Cadaqués. Gala bleibt bei Dalí.

1930 Dalí veröffentlicht »La Femme Visible« mit Erläuterungen der paranoisch-kritischen Methode. Er kauft die Fischerhütte von Lydia in Portlligat.

1931 Erste surrealistische Ausstellung in Amerika im Wadsworth Atheneum, Hartford.

1932 Dalí stellt in der New Yorker Julien Levy Gallery sein Bild Die Beständigkeit der Erinnerung aus.

1933 Erste Einzelausstellung in New York.

1934 Im November reist Dalí mit Gala zum ersten Mal nach Amerika. Erste Einzelausstellung in London.

1935 Vortrag im New Yorker Museum of Modern Art über »Surrealistische Malerei und paranoische Gesichter«.

1936 Dalís Portrait erscheint auf dem Titelblatt von »Time«.

1937 Er flieht vor dem Spanischen Bürgerkrieg nach Italien.

1938 Besuch bei Sigmund Freud in London.

1939 Für die New Yorker Weltausstellung entwirft Dalí Traum der Venus.

1940 Er flüchtet nach Amerika.

1941 Erste Dalí-Retrospektive im New Yorker Museum of Modern Art.

1942 Unter dem Titel »Das geheime Leben des Salvador Dalí« wird seine Autobiographie veröffentlicht.

1944 Dalí veröffentlicht seinen ersten Roman »Verborgene Gesichter«.

1945 Der Abwurf der Atombombe inspiriert Dalí zu einem neuen Stil in seiner Malerei. Die erste Nummer der »Dalí News, Monarch of the Dalies« erscheint.

1946 Dalí entwirft das Titelblatt der Weihnachtsnummer von »Vogue«.

1948 Dalí und Gala kehren nach Portlligat zurück. Dalí wird Katholik.

1949 Papst Pius XII. empfängt Dalí zu einer Privataudienz.

1951 In Paris erscheint Dalís »Manifeste mystique« (»Mystisches Manifest«).

1952 Während einer Vortragsreise durch amerikanische Städte erklärt Dalí seine »nukleare Mystik«.

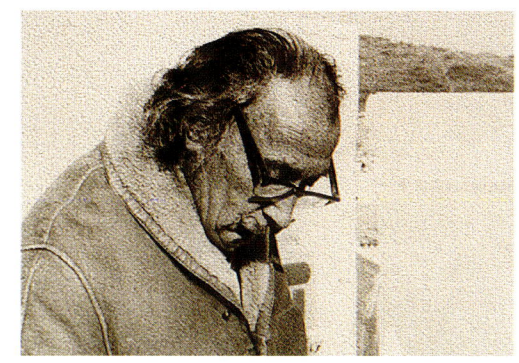

1954 Dalí-Retrospektiven finden in Rom, Venedig und Mailand statt.

1955 Vortrag an der Sorbonne über »Phänomenologische Aspekte der paranoischkritischen Methode«.

1958 Am 8. August lassen sich Dalí und Gala kirchlich trauen.

1959 Papst Johannes XXIII. empfängt Dalí im Vatikan.

1961 »Le Ballet de Gala« nach einer Idee von Dalí, der auch das Bühnenbild und die Kostüme entwirft, wird in Venedig aufgeführt. Maurice Béjart übernimmt die Choreographie.

1964 Dalí wird das Großkreuz Königin Isabellas von Spanien verliehen. Dalí veröffentlicht sein »Tagebuch eines Genies«.

1965 In der Gallery of Modern Art in New York findet eine umfangreiche Retrospektive statt.

1967 Dalí wird von der Académie de la Fourrure zum Ehrendoktor ernannt.

1968 Dalís »Meine Leidenschaften« erscheint.

1969 Beginn der Renovierungsarbeiten im Schloß Púbol.

1970 Ausstellung in der Knoedler Galerie in New York.

1971 Gala zieht in das Schloß Púbol. Eröffnung des Dalí-Museums Reynolds Morse in Cleveland.
Letzter Bauabschnitt im Hause Portlligat.

1974 »Fünfzig magische Geheimnisse« erscheint. André Perinaud veröffentlicht bei Robert Laffont »So wird man Dalí«. Einweihung des Teatre-Museu in Figueres.

1978 Dalí wird Mitglied der Académie des Beaux Arts. Die Stadt Figueres überreicht ihm die Goldmedaille.

1979 Eröffnung der großen Dalí-Retrospektive im Centre Georges-Pompidou in Paris.

1980 Dalí stellt sein Bild *Das fröhliche Pferd* vor.

1981 König Juan Carlos besucht Dalí in Portlligat.

1982 Gala stirbt. Am 20. September unterschreibt Dalí sein Testament.

1983 Bei Moore entdeckt Dalí angebliche Fälschungen seiner Gemälde. Sein (vermutlich) letztes Bild *Milanschwanz und Gitarre* wird vollendet.

1984 In Dalís Schlafzimmer auf Schloß Púbol bricht ein Feuer aus, bei dem er schwere Verbrennungen erleidet.

1989 Dalí stirbt am 23. Januar. Große Dalí-Retrospektive in der Stuttgarter Staatsgalerie.

QUELLENNACHWEIS

1) André Perinaud, So wird man Dali, 3. Aufl., Rastatt 1988

2) Bericht von J.Estalella vom März 1989, In: Salvador Dalí 1904–1989, Ausstellungskatalog der Staatsgalerie Stuttgart / Kunsthaus Zürich

3) Das geheime Leben des Salvador Dali, München 1984

4) Garcia Lorca, Epistolari, Hrsg. von Christopher Maurer, 1983

5) Luca Venturi, In: Dalí, Hrsg. von David Larkin, 1975

6) Die paranoische Psychose und ihre Beziehung zu Salvador Dali, In: Salvador Dali, München 1980

7) Lane Secréte, In: Salvador Dalí 1904 – 1989, Ausstellungskatalog der Staatsgalerie Stuttgart / Kunsthaus Zürich

8) Antonio Pitxot/Josep Playá, Castell Gala Dali, Fundacio Gala-Salvador Dali / Editorial Escudo de Oro 1997

9) Meredith Etherington-Smith, Dalí, Frankfurt 1996

10) Amanda Lear, Dalí, München 1984

In gleicher Ausstattung liegt vor:

HERMANN HESSE IN DER SCHWEIZ

23,2 x 24,2 cm, 72 Seiten mit 80 Farbbildern und 30 Schwarz-Weiß-Fotos, geb. mit Schutzumschlag. ISBN 3-89102-248-8

Wie in »Dalí-Land« stehen auch in diesem Buch Landschaften und Städte als Stationen eines Künstlerlebens im Mittelpunkt. Georg A. Weth besuchte Montagnola, Basel, Bern, Zürich, Baden, Marin und Sils Maria und begegnete persönlich den Nachkommen des großen Autors und Künstlers. Das Buch ist mit zahlreichen Farb- und Schwarzweißabbildungen illustriert.

»Nimmt man das Buch in die Hand, bestechen als erstes die herausragenden, locker in den Text eingestreuten Fotos. Historische Fotos, die den jungen und alten Hermann Hesse zeigen, Hesse mit Frau Ninon und mit Enkelin Sybille. Aber auch Fotos aus den letzten paar Jahren: Montagnola, die Kirche San Abbondio, die Casa Camuzzi, Hesses erstem Wohnsitz im Tessin oder die Casa rossa, sein späteres Domizil. Dazu Faksimiles von Handschriften und Reproduktionen von Hesse-Aquarellen. Und alle Fotos von einer Qualität, als stünde man mitten in den dargestellten Landschaften drin.«

Uli Rothfuß in »Schwarzwälder Bote«

»Georg A. Weths ausgewogenes Hesse-Porträt endet nicht mit dem Tod des Schriftstellers 1962, sondern geht mit Besuchen bei seinen Nachkommen, den Söhnen Bruno und Heiner, Enkelinnen und Enkeln weiter. Ein Blick zurück auf Hermann Hesse in familiärer Sicht, ein Blick, der neben den eindrücklichen Bildzeugnissen dazu beiträgt, diesen Band von wissenschaftlich trockenen Biographien wohltuend abzuheben.«

Markus Bundi in »Aargauer Zeitung«